Matias Loewy

INMORTALIDAD

Promesas, fantasías y realidades de la eterna juventud

AUTORIA
Editorial

AUTORIA
Editorial
www.autoria.com.ar

Direccion editorial
Gastón Levin

Autor
Matias Loewy

© De la presente edición, 2017

© Loewy, Matias 2017

© Autoría Editorial, 2017

Edición
Luciana Diaz

Diseño de tapa
Raquel Cané

Diseño de interior
Marcela Rossi

Loewy, Matias
  Inmortalidad: promesas, fantasías y realidades de la eterna
  juventud / Matias Loewy.- 1ª ed.- Ciudad Autónoma de
  Buenos Aires: Autoria, 2017.
  160 p.; 20 x 14 cm. - (Libros de la A)

  ISBN 978-987-45920-9-5

  1. Longevidad. 2. Medicina. 3. Tercera Edad. I. Título.
  CDD 305.26

Edición exclusiva impresa bajo demanda por CreateSpace, Charleston SC.
Printed by CreateSpace, An Amazon.com Company

Ciudad Autónoma de Buenos Aires, Argentina. Hecho el depósito que marca la Ley 11.723.
Libro de edición argentina. Impreso en Argentina.

INMORTALIDAD

Promesas, fantasías y realidades de la eterna juventud

Índice

Introducción

Siempre hay misterios en la vida. ¿Por qué vivió Matusalén novecientos años, y el "Old Parr" ciento sesenta y nueve, y sin embargo esa pobre Lucy, con la sangre de cuatro hombres corriéndole en las venas, no pudo vivir ni un día?

Bram Stoker, "Drácula".

Pocos, o nadie, en la Argentina, habían presenciado tantos amaneceres. En una tarde fresca y soleada del invierno de 2015, cubierta por una frazada azul y un acolchado amarillo de flores rosadas, María Juana Martínez transgredió una vez más el ciclo normal del sueño y la vigilia. A veces pasaba tres días con sus noches sin dormir, reviviendo hechos del pasado o llamando a personas muertas, me contó su bisnieta, Yuli. "Pero ahora duerme cada vez más tiempo", añadió. En esos períodos de letargo, en esos sueños eternos, la hija de María Juana, Cecilia, de 85, le abría la boca con suavidad y le ofrecía sopa o licuado de banana. Las dos me juraron que a la anciana le encantaba recibir visitas. Entonces me acerqué a la cama blanca de hierro, la tomé del brazo y le dije que me alegraba de que estuviera bien, que ojalá viviera mucho más tiempo. Agradeció, con los ojos entrecerrados. Balbuceó que tenía sed: se incorporó, sostuvo una taza verde de agua con ambas manos y bebió unos sorbos. Y luego se recostó de nuevo sobre la almohada.

Vista Alegre es un barrio humilde de Bernardo de Irigoyen: una población serrana misionera que tiene frontera seca con Brasil y que representa el punto más oriental de la Argentina, a 330 kilómetros de Posadas y 1.300 kilómetros de Buenos Aires. Resulta curioso que, en esa localidad extrema, la primera del país en la que nace el sol cada mañana, haya brotado un caso de longevidad extrema. El DNI de María Juana consigna que había nacido el 7 de mayo de 1898 en Paraje Campiñas, Misiones, a ocho kilómetros de Irigoyen. En realidad, vino al mundo del lado brasileño, dijo Yuli, pero la fecha de nacimiento es correcta. Por lo tanto, cuando falleció pocos meses más tarde, el domingo 20 de diciembre de ese año, tenía 117 años cumplidos y era, según afirmaban los diarios, la persona más anciana del país.[1] O tal vez del mundo, si se considera que, al momento de su deceso, la mayor supercentenaria verificada por el Gerontology Research Group era la estadounidense Susannah Mushatt Jones, con poco más de 116 años.

Era tentador considerar a María Juana como un testigo vivo de otra época. Una especie de puente con una historia que sólo aparecía impresa en los libros o en películas mudas. Cuando ella nació, Argentina tenía 14 provincias y menos de cinco millones de habitantes. Julio Argentino Roca se aprestaba a iniciar su segundo mandato como presidente. Los hermanos Wright no habían logrado despegar el primer aeroplano. Henry Ford bosquejaba sus primeros autos, pero todavía no había creado su empresa. Boca y River no habían sido fundados. La fragata Sarmiento no había hecho su viaje inaugural. El Canal de Panamá no se había abierto. Albert Einstein era un joven inquieto que empezaba a estudiar física en Zurich. Alexander Fleming, el futuro descubridor de la penicilina, no había terminado el secundario en Londres. Y Juan Domingo Perón daba sus primeros pasos, no en la política, sino en la vida: tenía dos años.

Pero el mundo de María Juana siempre había estado lejos del fútbol, de la política, de las empresas de autos, de los aviones, de las

---

1   En mayo de 2016 falleció en Merlo, provincia de Buenos Aires, una mujer tucumana (Celina) a la que se le atribuían 119 años. Pero su edad nunca fue oficialmente verificada.

teorías físicas y de los medicamentos modernos. Su papá, Francisco Romualdo Martínez, fue un sobreviviente de la revolución federalista en Río Grande del Sur, una guerra civil entre los rebeldes autonomistas o "maragatos" y los leales al gobierno de la nueva república de Brasil, bautizados "pica-paus" (pájaros carpinteros). Ella nunca olvidó los nombres de las facciones. Los combates se prolongaron entre 1893 y 1895. La sangre corría generosa: muchos prisioneros de uno y otro bando, miserables, hambrientos y desarrapados, fueron castrados y degollados en una escalada de venganzas recíprocas que terminó con 10.000 muertos.

En su libro "El continente", de 1949, el escritor brasileño Érico Veríssimo reconstruyó la impiadosa crueldad de esa guerra. Pero también es posible imaginar a don Francisco, el guerrero que vivió para contarla, acariciando a la pequeña María Juana y a sus otros hijos con las mismas manos con las que se había visto obligado a matar. Reconstruyendo su vida del soldado que deja las armas en un país devastado. No tenía trabajo ni dinero. Junto a su familia, decidió cruzar la frontera para rehacer su vida en la Argentina.

Todos los Martínez, grandes y chicos, salieron entonces a conquistar el monte. La nena no pudo ir a la escuela, pero aprendió a ensartar peces con lanza. A machetear. A carpir la tierra para la chacra. A correr carreras a caballo. A cazar pecaríes y carpinchos con la escopeta. Tanto cazó, que terminó casada. Su esposo se llamaba Graciliano Dos Santos, quien luego ganaría fama local como "médico de hierbas medicinales" y también se dedicó a la herrería y a su chacra. Ella también trabajó como partera, una de las primeras de la zona. Tuvo seis hijas y dos varones. Sobreviven cuatro mujeres: también son ancianas, pero no tanto. Además, tuvo 50 nietos, 95 bisnietos, 10 tataranietos y 75 sobrinos. Graciliano, su gran amor, había fallecido cuatro décadas atrás.

En Irigoyen, en la entrada de la casa verde de madera, conversé con Yuli. Tenía 26 años, el pelo corto, los ojos celestes, una risa franca que a veces no conseguía domar, un equipo de gimnasia de la Selección y una gorra negra. Estuvo casada y vivió en Brasil. Practicaba artes marciales. Fue camionera y recorrió el país, pero entonces no quería moverse de Irigoyen para cuidar a su abuela, Cecilia, a quien llamaba mamá, y a su bisabuela, María Juana, a quien le decía abuela. "¿Pensás que sufre?", le pregunté. "No, ella no", respondió. "Pero sí un poco quienes la cuidan". Antes de los 114 años, la "abuela" conservaba cierto grado de movilidad y podía, por ejemplo, sentarse un rato en el sofá o ir sin ayuda al baño.

Si no fuera por sus crecientes lapsos de desconexión cognitiva, o sus dificultades para ver u oír, podría decirse que María Juana presentaba, para su edad, una salud de hierro. No tenía colesterol alto, diabetes ni hipertensión. Nunca tomó remedios, a lo sumo vitaminas y algunos tés de hierbas medicinales: marcela para el dolor de panza, verbena para digestiones lentas, congorosa para los riñones. Y eso que sus hábitos no fueron los que hubiera esperado un explorador de su fórmula de la longevidad. Su plato favorito era el tocino ahumado con frijoles o feijao. Hasta los 85 o 90 años, fumaba cigarro de hoja y tomaba cachaza, la caña brasileña, todos los días. ¿Ejercicio? Ni soñarlo. "Ella decía que el deporte es el trabajo", reía Yuli.

Nadie pudo preguntarle a María Juana sobre las señales de senectud que fue percibiendo a lo largo de su vida. Aparentaban ser retratos de otro tiempo. Cuando cumplió 70, los Beatles seguían grabando discos. A los 100, todavía gobernaba Carlos Menem. "Parece que la muerte se olvidó de mí", empezó a decirles a sus familiares y amigos.

Los que prestaron atención fueron los periodistas. Y los políticos. El 17 de septiembre de 2010, el cronista Alejandro Miravet la presentó en el Canal 12 de Misiones como "la mujer más longeva de Argentina". El video está colgado en YouTube y registra 53.000 visitas. Las tomas muestran a María Juana reclinada en la cama, tomando agua de una taza, como la tarde en que la visité. También a su hija, Cecilia. Yuli, con el pelo más largo, cuenta al micrófono que su bisabuela "está bien, tranquila", aunque la casa, ubicada en un asentamiento sobre terrenos fiscales, "es un poco precaria". No lo aclara entonces, pero juntan agua potable de la lluvia. En lugar de baño, usan una letrina exterior a 20 metros. La hendija más chica tiene cinco centímetros.

Sin embargo, con la fama de los años, la situación empezó a mejorar. El intendente local les instaló un pequeño tanque de agua. En 2011 llegó la luz eléctrica. En 2012, el instituto provincial de vivienda le construyó una casa, humilde pero coqueta y equipada, a pocos metros de la antigua. Y en 2013, la declararon "ciudadana ilustre" de la Provincia de Misiones. "Se trata de una persona que ha conquistado el tiempo y el espacio, y ha movido la rueda del saber que nos permite apenas descubrir las leyes de la naturaleza y que no acepta otras reglas más que el respeto", la ensalzó el proyecto, en un alarde poético. El vicegobernador le ofrendó un mural. Colgaron un pasacalle frente a su puerta. En 2014, cuando cumplió 115, los diarios publicaron que, para festejar, comió lechón asado, chocolate, torta, helado y mamón en almíbar. "Tiene una lucidez a toda prueba", exageró Clarín.

Para sus vecinos y parientes, los 117 años de María Juana eran una dádiva de Dios. Un misterio inescrutable. Un motivo de orgullo. También, un desafío a nuestra necesidad de comprender y encontrar relaciones de causa y efecto. Un interrogante para la ciencia y los modelos de atención de la vejez. Yuli, la bisnieta, no cree que haya habido antecedentes familiares de longevidad elevada, ni que sus hábitos de vida hayan sido un modelo. ¿El clima u otras características de Irigoyen podrían haber jugado un papel? Es poco probable. Otra vecina, Dorbalina, declara tener 107 años. Pero son excepciones. El dueño de una emisora local de radio, Epifanio Galeano (75), meneó la cabeza. "Este es un pueblo como cualquier otro", me dijo. "Es difícil llegar a 100". Una tumba guarda ahora el secreto de María Juana, si es que existe.

A diferencia de María Juana, desde hace más de una década sé que tengo el colesterol alto, una condición de naturaleza hereditaria. Pero, hasta ahora, mis médicos se habían mostrado reacios a tratarlo. No tengo otros factores de riesgo significativos. Mantengo casi el mismo peso que tenía a los 20. Sigo una alimentación equilibrada, con muchas frutas y verduras. Troto entre 5 y 10 kilómetros día por medio. Nado una vez por semana. Nunca fumé. Trabajo en lo que me gusta. "Te tendría que dar una medicación que vas tener que tomar durante 40 o 50 años… yo me resisto un poco a eso", me dijo uno de los clínicos, antes de indicarme otra dieta "para el colesterol" destinada al fracaso.

Sin embargo, una semana atrás, un cardiólogo a quien consulté adoptó un enfoque diferente. Asumió que mis niveles de colesterol no van a cambiar con intervenciones "naturales", pero me propuso explorar, mediante un test, la respuesta de mis arterias a ese designio genético. En otras palabras: quería saber si ese factor de riesgo, "colesterol alto", un concepto que los epidemiólogos definen en términos poblacionales, había dejado una huella concreta en mi propio cuerpo. "Lo que quiero saber es si tus arterias son las de una persona diez años más joven, si son acordes a tu edad, o son diez años más viejas", me explicó. En función de los resultados, agregó, discutiríamos las implicancias preventivas y la conveniencia, o no, de medicamentos específicos.

No hice todavía el estudio (¡espero que mis arterias hayan festejado menos cumpleaños que yo!), pero la lógica del razonamiento me resultó atractiva. De hecho, los científicos saben desde hace tiempo que todos los órganos tienen su propio patrón de declinación y pueden ser más o menos vulnerables en cada persona. Después de los 30, la función de los pulmones empieza a caer un 1% anual. El pico de la densidad mineral de los huesos se alcanza entre los 18 y los 20, pero en las décadas siguientes se vuelven más frágiles, especialmente, en las mujeres después de la menopausia. Los músculos empiezan a perder fuerza, y los ojos, rango visual, a partir de los 40. La aptitud de los riñones para filtrar la sangre presenta signos incipientes de deterioro alrededor de los 50. A los 65, suelen manifestarse las afecciones del corazón. El cerebro resiste bastante bien los embates del tiempo, incluso crecen las conexiones neuronales, aunque después de los 70 se aceleran sus cambios relacionados con la edad.

Por otro lado, tomando en cuenta las sumas y restas derivadas de la condición de cada órgano, la herencia y nuestro estilo de vida, entre otras variables, no necesariamente nuestra edad biológica coincide con la que indica el DNI. Un médico estadounidense, Michael Roizen, dedujo y patentó el concepto de "edad real" (RealAge): una estimación de nuestro estado fisiológico que permite compararnos con el resto de la población. Si una persona tiene una edad cronológica de 50 y una edad "real" de 45, explica Roizen, significa que tiene el perfil de salud promedio de los de 45. En cambio, si su edad "real" es 55, implica que el cuerpo tiene los signos de deterioro de alguien cinco años mayor.[2] El valor, por supuesto, es aproximado, y se determina mediante una encuesta. Pero representa un indicador más o menos sólido de nuestro ritmo de envejecimiento.

No existe, por ahora, otra manera de objetivarlo. Luis Quesada Allué, un entomólogo que hizo su tesis doctoral bajo la dirección del Nobel de Química Luis Federico Leloir, pudo determinar en 2012 un "índice de senescencia" en diminutas moscas de la fruta midiendo la fluctuación de distintas grasas que integran las membranas celulares y los lípidos de reserva. "Les pudimos poner [a las moscas] una etiqueta", me cuenta en su laboratorio del Instituto Leloir de Buenos Aires. "Pueden tener los días de vida que tengan, pero la edad fisiológica de cada una, determinada mediante este análisis, puede ser mayor o menor". Algunos individuos tendrán mejor "estado funcional" que pares de su misma edad, y otros, peor. Los resultados son tan robustos que permiten predecir, con buen margen de confianza, cuál de los insectos disfrutará de mayor longevidad.

Un estudio similar sería muy difícil de realizar en humanos, apunta Quesada, porque habría que realizar biopsias de distintos órganos… ¡incluyendo el cerebro! Pero el hallazgo aporta una evidencia más de que el envejecimiento no es un fenómeno metafísico abstruso, sino un proceso de base biológica que se puede medir a escala molecular y sobre el cual se puede eventualmente interferir.

El ataque final contra el proceso que nos lleva a la vejez sigue la dinámica de los grandes avances de las ciencias biomédicas durante el último siglo. En la antigüedad, el origen de las enfermedades era desconocido. O se las atribuía a castigos divinos, al desequilibrio de los humores, al efecto de emanaciones pútridas o a diversos "exce-

---

2   Roizen M. "Edad real. El revolucionario programa de reducción de la edad para restarse años y sumar vitalidad". 2000. Buenos Aires: Atlántida.

sos". No fue, quizás, hasta la formulación de la teoría microbiana de Pasteur, a fines del siglo XIX, que se profundizó la búsqueda de explicaciones naturales, consistentes y contrastable para todas las aflicciones. Detrás de toda patología, se llegó a interpretar, existe un mecanismo que la desencadena o propicia. Y esa es la base de los esfuerzos modernos racionales para investigar y encontrar nuevos fármacos: reconocer los engranajes defectuosos del organismo y luego buscar sustancias o intervenciones que los corrijan o compensen.

Al envejecimiento, según parece, le está llegando esa hora. Después de muchos años de ser considerado un territorio marginal dominado por charlatanes, embusteros, aventureros y médicos ubicados en los márgenes de la ortodoxia, su estudio y prevención se está transformando en una especialidad científica reconocida. El número de trabajos que abordan el tema en publicaciones académicas reconocidas se triplicó en dos décadas: creció de 7.000 en 1995 a 12.000 en 2005 y 21.000 en 2015.

No sólo eso: la lucha contra las huellas del tiempo también está acortando la brecha entre la utopía y la condición de proyecto "audaz pero realizable". El Palo Alto Longevity Prize, dotado de un millón de dólares, ofrece desde 2014 premiar a quien demuestre revertir el proceso de senescencia en modelos animales (y ya hay varios anotados en la carrera). Empresas como Google y científicos como Craig Venter, uno de los "padres" del proyecto genoma humano, fundaron recientemente sus propias compañías biotecnológicas destinadas a predecir y frenar la declinación física, tratar las enfermedades de la vejez y ¿por qué no? alargar la existencia y hasta "curar" la muerte. Un gigante de la industria farmacéutica, Novartis, acaba de anunciar su "compromiso" con la investigación del envejecimiento y la búsqueda de drogas orientadas a esa indicación. Y la FDA, el organismo que regula los medicamentos en Estados Unidos, recibió la solicitud del primer ensayo clínico específico con una medicación que permitiría retrasar la hora del final.

Buscar alargar la longevidad, sostienen los impulsores, no es un intento egoísta, caprichoso o irresponsable por perpetuarse: representa la mejor inversión concebible para mejorar la calidad de vida de los adultos mayores y la gestión de los recursos de salud. En lugar de concentrarse en la prevención aislada de enfermedades, explican, lo que hay que hacer es prevenir el envejecimiento. Desde esa perspectiva, el cáncer, el Parkinson, el Alzheimer, los infartos, los ataques cerebrales, la artrosis y el resto de las patologías cuya frecuencia relativa aumenta con la edad, son como las neumonías y otras afecciones que se aprovechan de las defensas bajas de los pacientes con sida: dolencias "oportunistas" del declive progresivo de las funciones bioquímicas y metabólicas de las células y tejidos de nuestro organismo, incluyendo su pérdida de capacidad regenerativa. Y así como en el sida se intenta actuar contra el virus, ¿por qué no intentar controlar el proceso que está en la raíz de muchas de las enfermedades que afligen a los longevos y que en definitiva los termina llevando a la muerte?

En una charla TED, el gerontólogo británico Aubrey de Gray, uno de los más optimistas respecto a las posibilidades técnicas de una prolongación radical de la vida, desafió a la audiencia: ¿alguien piensa que la malaria es buena? Nadie. ¿Por qué? Porque es una enfermedad potencialmente letal. "Bueno", siguió De Gray, "el envejecimiento es peor que la malaria porque mata mucha más gente". Ese es el mensaje. El nuevo espíritu de resistencia. La senectud no es un devenir ineluctable de la existencia al que hay que resignarse, sino, simplemente, el mayor factor de riesgo de mortalidad. Un enemigo con quien tenemos derecho a animarnos a dar batalla.

Cuando preparaba este libro, me impresionó comprobar de qué manera los medios de comunicación fueron redoblando sus apuestas respecto a las chances de incrementar nuestra expectativa de vida. Una meta clásica siempre fue llegar a los 100 años, y de hecho recuerdo haber escrito varias notas con esa referencia. Pero esa aspiración ya empieza a quedarse corta. En marzo de 2013, National Geographic publicó en portada el rostro de un bebé y anunció que "cumplirá 120 años". En febrero de 2015, TIME repitió el diseño, pero, esta vez, el título fue: "Este bebé podría vivir para tener 142 años". ¿Quién da más?

En realidad, algunos pronósticos son incluso más audaces. En una mesa de saldos, encontré por azar una revista argentina de divulgación científica de comienzos de la década del '90, "Enciclopedia Popular", con cierta tendencia a la hipérbole. La nota de tapa de su número 10 prometía lo siguiente: "El hombre podrá vencer a la muerte". ¡Vaya anuncio! Sin embargo, en letra más chica, se aclaraba: "Será el objetivo de los científicos del Proyecto Fausto", una supuesta coalición de 10.000 investigadores de Europa, Estados Unidos y Japón. "Es muy posible que la manipulación genética logrará la inmortalidad", vaticinaba el artículo.

Era una trampa de los editores. Un recurso ganchero para captar la atención de los lectores. Pero dos décadas más tarde, otras publicaciones más prestigiosas insisten en el punto. En febrero de 2011, TIME anticipó en la portada que 2045 iba a ser el año en que el hombre se volvería inmortal. En mayo de 2015, la tapa de NEWSWEEK abordó las iniciativas de Silicon Valley para lograr la vida eterna. Junto a la ilustración de una calavera que sonríe con anteojos de sol modernos, el título es "Never Say Die": "nunca digas morir". Claro. ¿A quién se le ocurre?

Los caminos "serios" para la inmortalidad son, en algunos casos, dignos de la ciencia ficción. Implican fusiones del humano con las máquinas, o mentes que se transfieren a cuerpos artificiales u hologramas.[3] Para Ray Kurzeil, un inventor, científico y futurista que vaticina para la próxima década "porciones de nosotros mismos" fuera del cuerpo biológico, "la naturaleza del ser humano es trascender nuestras limitaciones".[4] O como resume un científico de la película "Inmortal", de 2015, el objetivo es liberar cerebros activos para que cristalicen su potencial fuera de la "cárcel" de sus cuerpos debilitados.

Pero, en otros casos, los pronósticos son apenas la consecuencia o la proyección de los avances exponenciales que se realizan en la

---

3   Un ejemplo extremo es el ambicioso Proyecto Avatar, financiado por un multimillonario ruso, que pretende transferir en el 2035 la mente humana a un cuerpo artificial y, diez años más tarde, a un holograma que podría desplazarse por el Universo a la velocidad de la luz.

4   http://www.knowyourmobile.com/google/google-x-labs/21813/humans-will-be-immortal-2030s-says-googles-ray-kurzweil

comprensión de los mecanismos celulares y moleculares de la senescencia. Los expertos más conservadores y "políticamente correctos" en este campo apuestan informalmente a prolongar la duración de la vida dos o tres años, pero sin los achaques clásicos de la vejez. Los más exaltados, en cambio, imaginan un futuro donde múltiples intervenciones vayan "desconectando" los distintos circuitos genéticos y bioquímicos del envejecimiento, o reparando los sucesivos daños que provoca en órganos y tejidos, manteniéndonos jóvenes para siempre (o, al menos, durante cientos o miles de años).

Si Marx dijo que Dios no era una hipótesis necesaria, lo mismo podría empezar a decirse de la senescencia. A lo largo del libro, intento reconstruir el contexto histórico, cultural y científico del derrotero que nos condujo a esta instancia de la batalla humana por la longevidad, con énfasis no sólo en las ideas sino también en los protagonistas.

Muchas personas tienden a ser reacias frente a la perspectiva de una extensión radical de la vida y la "cura" del envejecimiento y hasta de la muerte biológica. Umberto Veronesi, un médico, político y humanista italiano que supera los 90 años, lo plantea de esta forma: "Veo la muerte como una especie de deber social, evolutivo y civil. Morir es necesario para que la especie siga adelante y los recursos del planeta se distribuyan a las generaciones sucesivas. Existe un evidente problema de espacio y superpoblación, y el envejecimiento excesivo de la población no es, con certeza, un factor positivo. Los ciclos vitales deben tener un fin. Es en el recambio donde se genera el progreso. Y el progreso es evolución".[5] Sin embargo, en el capítulo 1, trato de presentar distintos escenarios sociales que podrían sobrevenir y cito a científicos y futuristas que atenúan algunas de las predicciones más apocalípticas.

La persona con mayor duración documentada de la vida es la francesa Jeanne Calment, quien tenía 122 años cuando murió en 1997. María Juana estuvo a poco de alcanzarla. Pero en el capítulo 2, evoco a otros personajes a quienes se les han atribuido edades incluso

---

5   Veronesi U. Longevidad. 2013. Buenos Aires: Adriana Hidalgo Editora.

más avanzadas, desde el patriarca bíblico Matusalén hasta una esclava de Alta Gracia, Córdoba. Aunque faltan detalles sobre sus vidas y sobran interrogantes sobre la edad real que habrían alcanzado, sus historias testimonian la fascinación, las incertidumbres y la credulidad respecto de los límites posibles de nuestra propia existencia.

En el capítulo 3, describo una decena de lugares cuyos habitantes, según se promociona, tienen muchas más chances de alcanzar una vejez prolongada y vigorosa. Aunque los "paraísos de la longevidad" ya se mencionan en textos clásicos de la antigüedad, la cultura de masas, motivaciones políticas y la industria del turismo impulsaron este fenómeno y popularizaron nuevos enclaves de añosos durante el último siglo. ¿Realidad? ¿Fantasía? Los científicos intentan separar la paja del trigo, aunque existen algunos factores comunes que inspiran, al menos, algunas lecciones sobre cómo debería ser una sociedad que favorece el envejecimiento saludable.

En el capítulo 4, reconstruyo la tragedia del pino más viejo del mundo, truncado por la imprudencia o la desventura de un geógrafo. Y repaso luego los esfuerzos de pensadores y científicos que, de Aristóteles en adelante, buscaron interpretar la diferente expectativa de vida de los seres humanos en comparación con la del resto de los animales y los vegetales. Ese tipo de análisis propició la formulación de cientos de teorías científicas sobre el proceso de envejecimiento, tanto desde un punto de vista molecular y fisiológico como evolutivo. Emerge, como se verá, una idea inquietante: la naturaleza podría aplicar con nosotros y el resto de las especies el mismo concepto de "obsolescencia programada" que la industria pergeña para los autos, computadoras, lamparitas y otros bienes de consumo que no están destinados a perdurar para siempre. Pero eso no significa que tengamos que quedarnos con los brazos cruzados.

En el capítulo 5, me concentro en distintos protagonistas de la guerra contra el envejecimiento. Desde Francis Bacon, quien juzgaba concebible que el calor de jóvenes vírgenes pudiera recuperar la vitalidad juvenil, hasta el sexólogo taoísta Jolan Chang, quien predicó el control de la eyaculación. Como escribió a fines de la década del '30 el médico soviético Alexander Bogomoletz (1881-1946), "se cuentan por miles los proyectos, planes y utopías que ha forjado el hombre para ese fin, todos ellos hijos del ambiente de cada época". Si sólo el 1% hubiera funcionado…

Bogomoletz había investigado y desarrollado su propia fórmula: un "suero citotóxico" que estimulaba al tejido conjuntivo y tenía la capacidad de "conservar todos los años muchos centenares de miles de vidas humanas".[6] Pero no resultó ser tan eficaz con la suya: falleció a los 65 años, bastante menos de los 150 a los que aspiraba. En el mismo capítulo, entonces, recuerdo los infortunios de otros expertos en longevidad que no tuvieron la oportunidad de disfrutarla y me explayo sobre los métodos y las trayectorias de varios famosos gurúes "anti-age" del siglo XX, incluyendo al cirujano ruso que trasplantaba testículos de chimpancé, al fundador de la clínica suiza La Prairie y a la famosa doctora rumana Ana Aslan. En algunos casos, describo la repercusión de esas escuelas en la Argentina. El profesor de marketing Gad Saad ha señalado que los distintos "mercaderes de la esperanza", como los llamó, son tan exitosos porque apelan a nuestras inseguridades más básicas: la religión nos garantiza la inmortalidad; los charlatanes médicos, la cura de nuestras aflicciones; los gurúes de la autoayuda, prescripciones para cada uno de los desafíos de la vida.[7] El discurso de nuestros profetas de la longevidad parece conjugar, en mayor o menor medida, varias de esas promesas.

Finalmente, en el capítulo 6, abordo cinco enfoques concretos que muchos consideran, hoy, los más promisorios para hacer frente a las causas o consecuencias de la senescencia. Por ahora han probado ser más efectivos en modelos animales que en seres humanos y algunos no tuvieron los resultados que se esperaban al comienzo, pero, ¿quién sabe?, tal vez sea sólo cuestión de tiempo. De hecho, existen científicos y audaces tan optimistas que decidieron ponerlos a prueba en sus propios cuerpos. La lista incluye una dieta estricta

---

6   Bogomoletz A. Cómo alargar la vida. 1954. Buenos Aires: Nuestro Mundo.

7   Saad G. New Age Gurus: Dispensers of Nonsense. En Psychology Today, 31 de octubre de 2014. Accesible en: www.psychologytoday.com/blog/homo-consumericus/201410/new-age-gurus-dispensers-nonsense

baja en calorías, el uso de un medicamento que hoy se indica para prevenir el rechazo en los trasplantes y una especie de "vacuna" de la longevidad. Todos tienen sus mecanismos lógicos y sus interrogantes. Sus adalides y sus detractores. Sus evidencias experimentales y sus promesas más o menos lejanas. El que espera no se desilusiona.

Me gustaría, sí, hacer una última aclaración. Hasta los 20 años disfruté de mis cuatro abuelos, todos ellos lúcidos y activos. Con uno de ellos, Saúl, entonces de 80, llegué a recorrer Francia e Israel a lo largo de un mes y medio. Otro, Francisco, fue el más longevo de los autores que firmaron obras en una Feria del Libro de Buenos Aires. Pero se fueron yendo en el curso aproximado de una década: tuvieron, sucesivamente, un infarto repentino en plena calle, un ataque cerebral incapacitante, un cáncer de hígado y la enfermedad de Parkinson. En tres de los cuatro casos, la dolorosa declinación física y mental llegó a prolongarse varios años. El problema de ellos no fue la edad avanzada per se, sino las enfermedades que golpearon sus últimos años de vida.

Esa es la clave. Este libro no pretende ser una exaltación vacua de la juventud, un rechazo de la ancianidad o una denigración del lugar de los adultos mayores en la sociedad: como dice Serrat, todos llevamos un viejo encima. Tampoco defiendo intervenciones que prolonguen la existencia a cualquier costo y creo que todos tenemos el derecho a un testamento vital que instruya de manera anticipada sobre nuestras preferencias de cuidado de la salud en situaciones en que no seamos capaces de decidir. Pero la legitimación del envejecimiento como objeto de estudio e intervención racional brinda, más allá de ciertos desbordes de optimismo, o de los sueños de eternidad, nuevas alas a una esperanza más "modesta": extender el período en que se pueda disfrutar esa etapa de la vida en condiciones saludables. No imagino una revolución médica y social con mayor impacto en el futuro cercano.

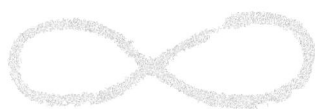

CAPÍTULO 1

La "invasión pacífica" de los longevos

"Conversé con filósofos que sintieron que dilatar la vida de los hombres era dilatar su agonía y multiplicar el número de sus muertes"

Jorge Luis Borges ("El inmortal")

En 2006, cuando tenía 91 años, el doctor Alberto Laurence compartió en un libro[1] la experiencia de vida de alguien cuyo cerebro "esperaba una mayor colaboración" del resto de su cuerpo. Hijo de un odontólogo inglés radicado en la Argentina, Laurence se recibió de médico en 1941 y realizó toda su carrera en el Hospital Británico de Buenos Aires, donde fundó el servicio de Proctología y fue jefe de Cirugía General entre 1964 y 1981. En su carrera, presidió cinco sociedades médicas, fue miembro de número de la Academia Nacional de Medicina de Buenos Aires y recibió numerosas distinciones, tales como la de "cirujano maestro" de la Asociación Argentina de Cirugía o la de "honorary fellow" del Colegio Real de Cirujanos de Inglaterra. Se casó con su "alma gemela", Beba, y juntos tuvieron dos hijos y decenas de nietos y bisnietos. Era un buen jugador aficionado de tenis y, sobre todo, de golf.

Pero, además, sin buscarlo, Laurence se convirtió en un longevo[2] y reflexionó con honestidad y crudeza sobre todas las vicisitudes de su condición. "La vida nos había conducido por un carril de aparente ascenso progresivo en logros, éxitos de distinto nivel e impor-

---

1   Laurence A. La longevidad. 2006. Buenos Aires: Dunken.

2   Decía tener particular antipatía por las palabras "viejo" y "anciano".

tancia sin duda creciente. Se suponía que al menos se llegaría a una meseta alcanzada con mucha dificultad, y se esperaba que fuera permanente", escribió. "No es así: desde la cima sólo se ve un camino descendente, y es más empinado de lo que parece; se nota primero en insignificancias. Se pierden logros que se creyeron permanentes. A esto se agregan falencias físicas que hacen difícil la reconquista. La derrota debe aceptarse con dignidad, pero no deja de doler".

Como ocurre con los siete velos, Laurence describió que la edad va privando una a una de las aptitudes físicas y de las posiciones de poder: "Desaparecen la juventud, la virilidad o maternidad, la importancia, los cargos, la apariencia y el orgullo, más algunos sentidos que decaen, como el oído y la vista. Con lo que le resta debe organizar los veinte o treinta años que le pueden quedar de longevidad. Y sin esos velos que desaparecen debe cubrir su desnudez con… ¿dignidad?".

En el horizonte de las personas mayores, precisó, los problemas de audición, de visión y de movilidad tienden a profundizar el aislamiento. Las caídas se sienten como otro clavo en el cajón. El cuarto de baño se vuelve una "zona de peligro" (por el riesgo de golpes). Cuesta mucho trabajo y esfuerzo cumplir con todos los estudios, análisis y consultas que indican los sucesivos médicos. El arsenal de medicamentos que se consume no siempre cae bien ("cada nuevo médico prefiere no saber de los recetados por otros, porque no es fácil conocer las combinaciones"). Los deseos de viajar o hacer deportes persisten más de lo que el cuerpo acompaña. El orgullo de jactarse de la "plenitud tardía" no llega a todos. La presencia de un octogenario, nonagenario o centenario en la familia puede ser un factor de depresión general, malhumor y discusiones.

Laurence llegó al punto de poner en duda la existencia del hombre mayor saludable. Y planteó el caso plausible de un paciente con diversos achaques: hipertensión tratada desde hace 40 años; un cáncer de próstata operado con algunas secuelas molestas; un glaucoma con la pérdida de vista de un ojo; una sordera progresiva, probablemente secundaria a una descomposición anormal y dolorosa de los huesos de la pelvis; y un accidente cerebrovascular muy leve con mínimas consecuencias. El hombre visita con variable regularidad a seis especialistas para poder mantenerse de una forma "admirable", según los amigos. Y, pese a todo, se considera a sí mismo un longevo sobreviviente… "sano".

Estos "sanos" irán en constante aumento, sin que haya planes visibles para su contención, advirtió Laurence. "Esta invasión pacífica pero inevitable difícilmente podrá ser contenida por sus familias, ni sus costos afrontados por los planes de jubilación, que están destinados a quebrar cuando los gastos de los pasivos excedan a lo producido por los activos", anticipó. Falleció en 2012, a pocos años de alcanzar los cien. Pero sus confesiones y pronósticos ponen de relieve preocupaciones que hoy desvelan a los gerontólogos. ¿En qué circunstancia vale la pena una vida más larga? ¿Qué pasaría en el mundo si todos alcanzaran la edad de Laurence? ¿Y, más inquietante aún, cuál sería nuestro destino si llegáramos a conquistar la inmortalidad?

De Gulliver a Saramago: de la bendición al tormento

Hace varios años, conocí a un biólogo del Museo Argentino de Ciencias Naturales, en Buenos Aires, que había participado de una proeza silenciosa: salvar un pequeño molusco de la extinción global. Los especímenes iban a sucumbir por la construcción de la represa de Yaciretá, dado que el llenado del embalse inundó los últimos rápidos del mundo en el que habitaban. Entonces, antes de que la catástrofe se consumara, él se sumergió más de diez metros, recogieron unos pocos cientos de ejemplares exánimes y los llevó a unas peceras turbulentas en el museo porteño, donde lograron sobrevivir. El linaje genético se había preservado. El científico podría haber hecho suya la frase de un personaje de la novela "Libertad" de Jonathan Franzen: "Todos sabemos que una vida humana vale más que la vida de una pájaro. ¿Pero vale más mi pequeña y triste vida que toda una especie?"

Pero no resulta tan fácil, para el lego, dimensionar el valor de su hazaña. Y yo me incluyo en ellos. Entre las paredes de vidrio, formando racimos inmóviles entre algas, cada uno de esos caracolitos pardos podría subsistir siete o más años. Solo hay hembras: se reproducen por clonación. Los contemplé en silencio. Habían escapado de la muerte y eran los últimos representantes de toda una especie. ¿Pero cuál era su existencia? ¿Cuál era su relación con el tiempo? ¿Les haría diferencia vivir 7, 70, 700 o 7000 años?

Nosotros, los humanos, somos distintos. En la intensa brevedad de la vida radica mucho de su encanto. Como aquellas exposiciones anuales que atraen multitudes animosas sólo cuando abren durante un par de semanas, es lícito pensar que un lapso vital sin límites a la vista podría conducir al hastío, al agobio o la indiferencia.

Pero Aubrey de Gray, un excéntrico gerontólogo británico que pretende reparar los daños metabólicos y celulares del cuerpo para mantenerlo saludable durante una duración indefinida de tiempo, rechaza que vivir, por ejemplo, mil años, pueda resultar aburrido. "Esa es la pregunta más triste que alguien me pueda hacer", dice el barbado presidente de la Fundación Matusalén. "Yo tengo una lista enorme de cosas para hacer: sólo piense en los libros que no ha leído, en las películas que no ha visto. O en los millones de personas con las que vale la pena interactuar".[3]

Por supuesto, De Gray supone vivir esos mil años en buenas condiciones de salud. No obstante, varios de esos libros que él podría leer, si es que ya no lo hizo, anticiparon que la prolongación radical de la vida podría transformarse en un tormento para los propios "beneficiarios". Y que sólo la muerte le da real sentido a la existencia.

La mitología griega, por caso, cuenta un romance imposible entre una diosa, Eos, y un simple pero apuesto mortal, Titono, hijo del rey de Troya. La trama tiene las pasiones, desencuentros y traiciones de una novela turca. Desconsolada ante la perspectiva de que la muerte le arrebatara al amante, la diosa le pidió a Zeus que le confiriera la inmortalidad, para poder gozar de su compañía por los siglos de los siglos. El deseo le fue concedido, aunque, en el apuro, Eos olvidó

3   Volpicelli B. Meet Aubrey de Grey, the Researcher Who Wants to Cure Old Age. Motherboard, 23 de mayo de 2014. Accesible online: motherboard.vice.com/read/meet-aubrey-de-grey-the-researcher-who-wants-to-cure-old-age

pedir que Titono también disfrutara de la juventud eterna. Y ya no había lugar a reclamos. Por lo tanto, el bello galán entró en un proceso irreversible de decadencia física: los cabellos grises comenzaron a teñir su cabeza, las arrugas, a surcar su rostro, los miembros, a perder toda movilidad. ¡La vejez era peor que la muerte! La diosa, según la versión más conocida del mito, no se hizo cargo de su error y lo abandonó presurosa: lo encerró en una habitación y luego Zeus se apiadó y lo convirtió en grillo o cigarra.[4]

En "Los viajes de Gulliver" (1726), que leí por primera vez a los 12 años en una versión resumida de la Biblioteca Billiken, Jonathan Swift imagina un destino igual de ominoso para los "struldbrugs": los infortunados habitantes del reino de Luggnagg que, por azar, nacen con una mancha circular roja encima de la ceja izquierda y resultaban ser inmortales. Lejos de ser una bendición, como Gulliver supone al comienzo, los struldbrugs son despreciados y odiados. Hasta los 30, le explican, se comportan como cualquier mortal. Pero luego se vuelven cada vez más melancólicos y abatidos. A los 80, edad en que se los considera legalmente muertos y se disuelven automáticamente sus matrimonios[5], no sólo son tercos, enojadizos, avaros, vanidosos y charlatanes, sino también incapaces de amistad y afecto. Sólo recuerdan lo aprendido en la juventud. Después de los 90, el deterioro se acelera: pierden los dientes, el pelo, el apetito y la capacidad de leer o entender el idioma. Adquieren una palidez cadavérica que permite distinguirlos fácilmente de los ancianos "normales". "Constituían el espectáculo más doloroso que he contemplado en mi vida", señala el viajero.

En Canterbury no son unos pocos, sino la totalidad de los 24.000 miembros de una comunidad aislada, quienes poseen la receta de la juventud eterna. Así lo concibe el novelista e historiador británico

---

4   Por lo cual, habría que tener consideración cuando los chirridos nocturnos no dejan dormir: son los lamentos de un anciano condenado a la eternidad.

5   Swift ofrece una explicación graciosa de esta última norma: "Estima la ley, razonable indulgencia, no doblar la miseria de aquellos que sin culpa alguna de su parte están condenados a perpetua permanencia en el mundo con la carga de una esposa".

Walter Besant en su libro "The Inner House", de 1888. A diferencia de los struldbrugs, no experimentan el declive físico ni mental. Pero la apatía domina la sociedad "socialista". Los nacimientos están prohibidos, porque no hay necesidad de reemplazar las generaciones. Comen todos lo mismo, visten uniformes iguales y habitan casas idénticas. La existencia es estable, pero las emociones, desde el amor y la ambición hasta los celos y la rivalidad, desaparecen gradualmente. Y aunque es imposible que mueran por razones biológicas, viven abrumados por el miedo a sufrir algún accidente fatal, por lo cual prefieren recluirse en sus casas.[6] Están tan vivos... que parecen casi muertos.

Simone de Beauvoir (1908-1986), la filósofa existencialista francesa, llegó a considerar la muerte como una "violación injustificable". Pero en su novela "Todos los hombres son mortales", de 1946, pinta un retrato desolador del protagonista, Fosca, quien había tomado un elixir de la vida eterna varios siglos atrás. El hombre se la pasa mirando el techo y se siente vacío y solo. "Las palabras se secan en mi garganta. (...) Los deseos se secan en mi corazón y los gestos, en la punta de los dedos", confiesa. Nada le interesa. Todo le parece fútil. Se describe a sí mismo como un fantasma. Sólo desea morir.[7]

En el último siglo, otros autores se enfocaron menos en el destino individual de los longevos extremos o inmortales y apuntaron, en cambio, a las posibles consecuencias sociales y económicas negativas. En particular, al impacto de la explosión demográfica y la viabilidad del sistema de pensiones.

En "El proyecto Paloma", de 1979, Irving Wallace describe a un gerontólogo que consigue la fórmula para duplicar el ciclo vital humano, sin achaques ni decrepitudes, y celebra la revolución que se

---

6   El biólogo David P. Barash, autor de "El envejecimiento" (1984), plantea el mismo dilema de otra manera: "Cuando una persona joven arriesga su vida, está poniendo en peligro unos cincuenta años que le podrían haber quedado. ¿Qué pensaría si le quedasen otros cuatrocientos cincuenta? ¿Se haría de esta forma más preciosa la vida y, por consiguiente, más raro el valor?".

7   Moi T. Simone de Beauvoir: The Making of an Intellectual Woman. 2008. Nueva York: Oxford University Press. Pág. 254.

avecina. Su entusiasmo es desbordado: "Las personas dispondrán de más tiempo para disfrutar de la vida, de sus compañeros, de sus compañeros, de sus amigos. Habrá más tiempo para aprender, para desarrollar las propias actitudes, para explorar y conocer nuevas especializaciones. Aumentarán las posibilidades de ayudar a los demás, de mejorar el ambiente, de adquirir una mayor sabiduría que nos reportará más inventos. (…) Los más viejos no serán rechazados como si fueran leprosos, sino que gozarán de salud y fuerza para existir en pie de igualdad y para competir en las mismas condiciones que los jóvenes".[8]

Pero, en la novela, no todos comparten su optimismo. El crítico más enfático es un médico humanista, un tal doctor Giovanni Scarpa, quien compara la fórmula con la peste bubónica o la bomba atómica y asegura que su aplicación podría desencadenar "el mayor desastre que jamás se haya abatido sobre la raza humana". El crecimiento de la población, señala, ya está poniendo a dura prueba el acceso a recursos tales como alimentación, energía o vivienda. Y la situación se agravaría dramáticamente si la gente, en lugar de morir a los 70 u 80, extendiera su vida hasta los 150. "Si prolongamos nuestras vidas y se nos añaden cuatro, ocho o dieciséis mil millones más, ¿qué va a pasar con la alimentación?", exclama. "Habrá asesinatos, disturbios y guerras y morirán muchos millones más a causa de la lucha por el alimento". Y eso sin contar otras consecuencias, como el desempleo y la contaminación. Aplazar la muerte, sostiene, "condenará a media humanidad".[9]

El portugués José Saramago, Nobel de Literatura 1998, consumó la amenaza, pero también la resolvió, en su novela "Las intermitencias de la muerte"[10]. En un país, un día, dejan de producirse defun-

---

8   Wallace I. 1980. Ibídem.

9   En el final del libro, el joven ayudante del gerontólogo reflexiona, compra ese argumento y al final, decide destruir la fórmula para librar al mundo del "asfixiante exceso de población", de las "élites de ancianos" y de "un aburrimiento por el cual la vida se convertiría en una especie de película demasiado larga".

10   Saramago J. Las intermitencias de la muerte. 2005. Buenos Aires: Alfaguara.

ciones. Y aunque al inicio todo es alborozo entre los pobladores ("ya lo tenían ahí mismo, ante la puerta de casa, una vida única, maravillosa, sin el miedo cotidiano a la chirriante tijera de la parca"), poco después empiezan a hacerse visibles las consecuencias del inesperado fenómeno. No solamente entran en crisis las empresas de servicios funerarios, las compañías de seguros y las casas de la tercera edad u "hogares del feliz ocaso", que basan su rentabilidad en la rotación y no en la acumulación de viejos, sino que también las propias familias empiezan a traficar a sus seres queridos más enfermos a países donde puedan morir y descansar en paz.

El sistema previsional también se pone al borde del colapso. Un economista se pregunta con qué dinero el país, dentro de unos veinte años, pensaba pagar las pensiones a los millones de personas que se encontrarían en situación de jubilación por invalidez permanente y a las que otros millones se les unirían implacablemente. Por los siglos de los siglos. "Tenemos garantizada la catástrofe, será la confusión, el desastre, la bancarrota del estado, el sálvese quien pueda, y nadie se salvará", anticipa. Hasta que, después de varios meses, la muerte anuncia en un comunicado su regreso y todos vuelven a respirar aliviados. La vida retoma su "imperfecta" normalidad.

La calidad versus la cantidad

Aun sin elixires mágicos ni fantasías de la literatura, ya estamos viviendo una época singular en la cual la humanidad disfruta de una longevidad sin antecedentes en su historial como especie. En el 99,9 por ciento del tiempo que llevamos como humanos, nuestra expectativa de vida no superaba los 20 años. "El envejecimiento es un artefacto de la civilización", sintetiza el biólogo celular Leonard Hayflick[11]. Y le fuimos tomando el gusto (no a la vejez, pero sí a retrasar la hora del cajón). Tanto en la Grecia Clásica como en la Antigua Roma, la esperanza de vida media era de 28 años. A principios del

---

11   Brown D. 2011. Ibíd.

siglo XIX, de 30 a 40 años. Y en el comienzo del siglo XX, de 50 a 65.[12] Las Naciones Unidas proyectaron en 2011 que, si la tendencia continúa, la expectativa de vida promedio en el planeta llegaría a 81 para finales de este siglo, aunque en los países más desarrollados esa cifra podría superar los 100 con comodidad.

Pese a que el incremento etario se explica por varias razones, como las mejoras en la higiene, el acceso a la asistencia sanitaria, la disponibilidad de alimentos y la adopción de hábitos saludables, muchos científicos consideran que las intervenciones médicas tienen un peso cada vez mayor en la supervivencia.

El periodista argentino Víctor Sueyro, a quien entrevisté un par de veces, sirve para ejemplificarlo. Tuvo su primer paro cardíaco en 1990, a los 47 años, y se dice que estuvo clínicamente muerto durante 40 segundos. Vio "un túnel con una luz hermosa al final" y, como muchos saben, volvió. En el curso de los siguientes 17 años, vivió lo suficiente para recibir de manos expertas un récord de 15 cateterismos y 11 angioplastias coronarias. "La vida es el regalo más grande de Dios", me dijo. Falleció, a los 64, ya sin miedo a la muerte[13]. ¿Cuál habría sido su devenir sin esos adelantos de la medicina?

El biogerontólogo Stephen Jay Olshansky, quien, a los 20, fue operado de un quiste infectado potencialmente letal, acuñó el término "tiempo manufacturado" para definir los días adicionales vividos como resultado del tratamiento de una enfermedad que, en otra época, podía llevar a la muerte. La cifra exacta de este indicador es imposible de determinar y varía en cada caso individual. Pero el concepto sirve para ilustrar que un creciente número de personas están viviendo más allá de la longevidad potencial con que habían nacido.[14] Juegan, por decirlo así, en tiempo de descuento, incluso cuando no sean conscientes de ello.

---

12 Sommer S. 2013. Ibíd. Pág. 17.

13 Sueyro solía plantear una analogía interesante: "Morir es como un viaje en tren: lloran los que se despiden en el andén, pero el que viaja está muy contento".

14 Olshansky SJ y Carnes B. 2001. Ibíd. Pág. 139-40.

La cuestión crítica es las condiciones en que lo hacen. Lo advierten Olshansky y su colega Bruce Carnes: "A medida que la población siga envejeciendo en el siglo XXI, debemos acompañar el tiempo de supervivencia manufacturado con un aumento equivalente de su calidad". El peligro, que ya está siendo debatido por los especialistas en bioética, es que se agrave la futilidad médica: la aplicación de tecnologías, a veces de avanzada, que procuran extender la vida biológica, pero le producen al paciente más perjuicios que beneficios.[15] Algo que, en casos extremos, también se ha llamado "encarnizamiento terapéutico".

La mayoría de los científicos que estudian intervenciones para frenar la senescencia despejan esos fantasmas. Ellos, juran, aspiran a conservar la salud durante más tiempo y no a modificar la duración de la vida, ¡menos aún a cualquier precio! Sarah Crane, una geriatra de la Clínica Mayo de Estados Unidos, pone en estos términos la "modestia" de los objetivos: nadie quiere pasar los cinco años de su vida visitando al médico cada día o estando internado. El ideal es conservar nuestra funcionalidad el mayor tiempo posible. Poder disfrutar de los nietos, viajar por el mundo, hacer todo lo que queramos. "Y luego, un día, no despertarnos más", dice.[16] La calidad por encima de la cantidad.

Sin embargo, cabe preguntarse por qué alguien tan sano podría, de golpe, morir. Y si una mayor longevidad no sería, como propone De Gray, un corolario inescindible de cualquier estrategia que prevenga los distintos achaques asociados al envejecimiento. Es como si un DT de fútbol dijera: "Yo quiero que mi equipo juegue bien y gane partidos, no que salga campeón". Una vez conseguidos los primeros triunfos, ¿por qué los hinchas no pueden pretender el trofeo mayor?

Por lo pronto, los especialistas ahora asumen que los abordajes orientados a enfrentar exclusivamente las patologías asociadas a la edad no significarían un incremento dramático de la supervivencia. Incluso si se encontrara a la vez la cura para el cáncer, el infarto,

---

15   Sommer S. 2013. Ibíd. Pág. 116-7.

16   Crane S. Testimonio en "Cuánto podemos vivir". 2015. Ibíd.

los ataques cerebrales y el Alzheimer, la expectativa de vida global crecería apenas un puñado de años. "Moriríamos de otra cosa", dice James Kirkland, director del Centro Robert and Arlene Kogod sobre Envejecimiento de la Clínica Mayo, en Arizona, Estados Unidos. [17]

Pero si se pudiera interferir con la maquinaria celular y metabólica que conduce al deterioro físico, el escenario podría cambiar de manera radical. João Pedro de Magalhães, un científico portugués de la Universidad de Liverpool (Inglaterra) que examina los genes que modulan la senescencia, sostiene que bastaría retrasar sólo siete años el proceso para reducir a la mitad la incidencia de enfermedades asociadas con la vejez en cualquier edad.

No obstante, Magalhães abriga sueños aún más ambiciosos: proyecta que, si se pudieran curar todas esas aflicciones relacionadas y también el propio envejecimiento, la expectativa promedio de vida podría llegar a los 3.500 años. Y que los más longevos podrían superar los ¡20.000! cumpleaños, aunque reconoce que "es extraordinariamente difícil hacer predicciones debido a los cambios radicales que podrían ocurrir en la sociedad, la tecnología, el estilo de vida, etcétera, a lo largo de un período de miles de años".

En un ensayo que publicó en su página web[18], el investigador reflexiona sobre los múltiples desafíos que podría enfrentar una sociedad compuesta por personas que no envejecen y puedan vivir, en promedio, más de 1.000 años. A diferencia de lo que podría pensarse, Magalhães afirma que lo que más le preocupa es el "estancamiento cultural o intelectual" de la humanidad. Cita al físico Max Planck, quien sostuvo que "una nueva verdad científica no triunfa convenciendo a sus oponentes y haciéndoles ver la luz, sino más bien porque sus oponentes eventualmente mueren, y crece una nueva generación que está familiarizada con ella desde el comienzo". En una sociedad de ultralongevos, con marcos de pensamiento consolidados y resistencias al cambio, las nuevas ideas tendrían muchas

---

17 Kirkland J. Testimonio en "Cuánto podemos vivir". 2015. Ibíd.

18 Magalhães JP. Inmortality and society. En Senescence.info. Accesible online en: http://www.senescence.info/immortal_society.html

más dificultades para imponerse. Lo dijo, con otras palabras, el Papa Benedicto XVI durante una homilía en 2010: "La humanidad sería extraordinariamente vieja, no habría más lugar para los jóvenes [y] la capacidad de innovación moriría".[19] Tener una generación de hombres y mujeres sin progreso cultural "sería una catástrofe", acepta Magalhães, aunque confía en que se pueda encontrar la solución. Tiempo habría.

En el fondo hay lugar... para los jóvenes

Si se frenara el envejecimiento y aumentara de forma drástica la expectativa de vida, también asoman otras preocupaciones más inmediatas. Uno de los temores recurrentes, como planteaba el personaje de la novela de Wallace, es la sobrepoblación del planeta y la imposibilidad de obtener recursos alimentarios y energéticos para satisfacer la necesidad de todos los habitantes. Hace unos 10.000 años, cuando se inventó la agricultura, en la Tierra no había más de 5 millones de personas. En tiempos de Jesucristo, la cifra habría rondado los 200 millones. En 1650, los 500 millones. Y en 1850, algo más de 1.000 millones. Desde entonces, el crecimiento fue exponencial: a comienzos del siglo XX, éramos 1.700 millones. En 1975, alcanzamos los 4.000 millones. Y en pocos años vamos camino a duplicar esa cantidad. "La Tierra no puede sostener durante mucho tiempo a tanta cantidad de habitantes. El control demográfico es el problema más grande al que se enfrenta la humanidad", advirtieron los más alarmistas.[20] ¿Qué pasaría si, además, la gente dejara de morir y posterga cinco, quince, cincuenta, cien o mil años el día de su obituario?

En realidad, el panorama no parece ser tan apocalíptico. E incluso hay quienes sostienen que, frente al actual envejecimiento de

---

19 Benedicto XVI. Homilía del 3 de abril de 2010. Accesible online en: www.vatican.va/holy_father/benedict_xvi/homilies/2010/documents/hf_ben-xvi_hom_20100403_veglia-pasquale_en.html

20 Ehrlich PR y Ehrlich AH. La explosión demográfica. El principal problema ecológico. 1993. Barcelona: Salvat. Pág. 258.

la población en países desarrollados[21], la extensión de la vida podría constituir una solución más que un problema. Es el caso de Leonard Gavrilov, un científico ruso que es investigador asociado del Centro de Envejecimiento de la organización NORC de la Universidad de Chicago, en Estados Unidos. En 2010, junto a su esposa Natalia Gavrilova y financiado por las fundaciones de De Gray, realizó un modelo demográfico para pronosticar qué pasaría si todos los habitantes de Suecia (un país desarrollado, con relativamente alta fertilidad para Europa y baja mortalidad) usaran un método para detener el proceso de senescencia después de los 60. Esa revolución permitiría que el hombre más longevo pudiera alcanzar los 1550 años y la mujer, 2350 (aunque la duración media de la vida sería de 134 y 180 en uno y otro sexo). Pues bien: en ese escenario, al cabo de un siglo, la población sueca crecería apenas un 22 por ciento, lo cual está muy lejos de las predicciones más catastróficas y en realidad ayudaría a prevenir la declinación poblacional que se avecina en esos países.[22]

El punto clave en este tipo de análisis es que prolongar la vida no implica aumentar el período reproductivo, al menos no mucho tiempo, por lo cual no se contempla que los longevos y las longevas de 120, 200 o 350 años vayan trayendo muchos más bebés al mundo durante su extenso recorrido vital. Y aunque en algunas regiones más jóvenes, como los países del sudeste asiático, el crecimiento demográfico sería más explosivo, los más optimistas opinan que el proceso llevaría décadas, que se podrían implementar estrategias consensuadas de control de la natalidad y que, además, habría avances en muchos otros campos, como el de la producción de alimentos.

Otra sombra sobre la perspectiva de alargar la existencia es la presión sobre el sistema previsional. Es innegable que, frente a una mayor expectativa de vida, las personas deberían extender también su

---

21　En Europa, por ejemplo, el 22% de la población tiene más de 60 años (datos de 2012). Y se calcula que la proporción va a crecer al 34% para 2050. En el mundo, hoy hay más mayores de 65 que menores de 16.

22　Gavrilov LA, Gavrilova NS. Demographic Consequences of Defeating Aging. *Rejuvenation Research*. 2010;13(2-3):329-334. doi:10.1089/rej.2009.0977.

condición de trabajadores activos, aunque eso no es necesariamente negativo. Si se cumplen las promesas de una longevidad saludable y vigorosa, aquellos que disfrutan su actividad podrán seguir ejerciéndola. Los otros, podrían tener mayores alicientes para probar nuevos empleos y carreras. O entrar en lo que el escritor Gregg Easterbrook ha llamado la "ruta del retiro": un continuum en el que el trabajador pasaría de una ocupación full time a otra de medio tiempo, y luego a otra más ocasional con menor carga de estrés. Para mucha gente, cree Easterbrook, este proceso gradual sería "preferible" a recibir una despedida festiva en la oficina y luego encontrarse, de la noche a la mañana, sin nada que hacer durante el día. Y con varias décadas por delante. [23]

¿Pero no sería una sobrecarga para los hospitales, los médicos y las obras sociales esa expansión irrefrenable de personas mayores en la población? El error, otra vez, consiste en proyectar el ritmo actual de declinación física, con toda la carga de enfermedades crónicas que se van sumando a medida que pasan los años, en lugar de tomar en cuenta la "tierra prometida" de los científicos de la longevidad: personas que sumarían edad, pero seguirían siendo "jóvenes en mente y cuerpo", según la definición de Magalhães. Un estudio reciente calculó que, en Estados Unidos, retrasar el envejecimiento y aumentar la expectativa de vida apenas 2,2 años podría producir ahorros de 7,1 billones de dólares durante la próxima mitad de siglo.[24]

Si se cura el envejecimiento, insisten los entusiastas, la gente podría vivir más tiempo y trabajar más tiempo, por lo que sería más productiva. Y, todo eso, sin el declive funcional y orgánico de la vejez y la creciente necesidad de tratamientos y cuidados que esa condi-

---

23   Easterbrook G. "What Happens When We All Live to 100". The Atlantic. Octubre de 2014. Accesible online: www.theatlantic.com/magazine/archive/2014/10/what-happens-when-we-all-live-to-100/379338/

24   Goldman D, Cutler D, Rowe JW, et al. Substantial Health and Economic Returns From Delayed Aging May Warrant a New Focus for Medical Research. *Health affairs (Project Hope)*. 2013;32(10):1698-1705. doi:10.1377/hlthaff.2013.0052.

ción implica. "Se beneficiarían tanto la economía como el sistema de atención de la salud", sostiene Magalhães.[25]

Sin embargo, Mikhail Blagosklonny, un científico del Roswell Park Cancer Institute, en Estados Unidos, también admite que en edades muy avanzadas podría aparecer un "síndrome del post-envejecimiento" con nuevas enfermedades hoy desconocidas o muy raras[26], por lo que los médicos van a seguir teniendo motivos para entretenerse. Será transitar territorio desconocido, como el caso de un corredor que se aventura, por primera vez, a completar una maratón de 42 kilómetros cuando nunca antes pasó de los 10 o 21 kilómetros.

La extensión radical de la vida plantea otros desafíos sociales, legales y culturales cuya solución es más incierta. Uno de ellos podría ser la vigencia, o no, del matrimonio. En un lapso de 46 años, la actriz Elizabeth Taylor se casó ocho veces con siete maridos. ¿Cuántas bodas más podría haber contraído de vivir el doble o el triple de tiempo? O, en un plano más general, incluso en parejas más fieles, ¿en qué medida se puede pretender una unión definitiva cuando la existencia compartida puede resultar tan prolongada (y la suegra longeva, una presencia permanente en la familia)?

El cantante peruano Dino (Félix Zevallo Robles) tenía una respuesta en un gran hit de 1978, también grabado por el grupo argentino Los Palmeras: "Si viviera mil años/mil años te quisiera".[27] Con algo más de vuelo poético, también lo juraba Gustavo Adolfo Becquer: "Podrá nublarse el sol eternamente/ podrá secarse en un instante el mar/ podrá romperse el eje de la tierra/ como un débil cristal/pero jamás en mí podrá apagarse/ la llama de tu amor". No obstante, algunos analistas son menos sentimentales. El psicólogo estadounidense Richard Kalish, por ejemplo, pronosticó el auge de

25 Magalhães JP. "Should we cure aging". En senescence.info. Accesible online: www.senescence.info/physical_immortality_myths.html

26 Blagosklonny MV. Rejuvenating immunity: "anti-aging drug today" eight years later. *Oncotarget*. 2015;6(23):19405-19412.

27 La canción, por supuesto, se llama "Mil años".

enlaces conyugales múltiples y más breves.[28] A Kalish uno le habla con el corazón y él responde con un paper.

Otros, en tanto, arriesgan que el núcleo familiar tradicional, condicionado hoy por el período proporcionalmente alto que implica la crianza de los hijos respecto de la duración total de la vida, podría desplazarse a fortalecer relaciones vinculares de amistad una vez que se supere esa etapa. Será el sueño de Roberto Carlos hecho realidad. ¡Tendríamos suficiente tiempo para tener un millón de amigos!

El acceso a posiciones laborales para los jóvenes, cuando los que ocupan un puesto o lugar de poder puedan conservarlo durante 70, 100, 120 o 200 años, representa otra de las inquietudes en una sociedad que logre congelar el envejecimiento. "Va a ser muy difícil romper ese techo gerontológico", vislumbra el bioeticista y futurista canadiense George Dvorsky, miembro del directorio del *think-tank* Instituto de Ética y Tecnologías Emergentes (IEET). "Pero no son problemas que sean necesariamente intratables".[29] También se ha advertido sobre una tendencia a la "gerontocracia" que podría favorecer privilegios para los de mayor edad, pero es imposible imaginar ese escenario cuando la situación hoy parece ser exactamente la opuesta.

Los cargos vitalicios, como los de jueces, deberían replantearse. Lo mismo que las condenas a cadena perpetua, cuando la permanencia en la cárcel podría estirarse como un chicle. Otros autores se preguntan si matar a un niño seguirá siendo penado de la misma manera que hacerlo con un anciano. Privar de la vida todavía es un delito grave. ¿Qué pasaría si el asesino le quitara de tres a diez veces la duración de la vida respecto de la que hoy conocemos?[30]

---

28 Than K. Toward immortality: the social burden of longer lives. Live Science. 22 de mayo de 2006. Accesible online: www.livescience.com/10458-immortality-social-burden-longer-lives.html

29 Fault Lines Digital Team. "Futurist: 'I will reap benefits of radical life extensión'". Al Jazeera America, 7 de mayo de 2015. Accesible online: america.aljazeera.com/watch/shows/fault-lines/articles/2015/5/7/futurist-itll-start-to-become-ridiculous-not-to-talk-about-curing-aging.html

30 Barash DP. 1984. Ibíd. Pág. 63.

Pero si son acertadas las predicciones de otros ensayistas, ni siquiera eso debería quitarnos el sueño. Vaticinó el escritor Alvin Silverstein: "Cuando la muerte sea un fenómeno raro, la locura intrínseca de las guerras aparecerá con toda claridad. (…) El nuevo valor atribuido a la vida daría en último extremo lugar a la eliminación del asesinato y otro tipo de violencia. Los delitos violentos contra las personas serán intolerables. Se harán enormes esfuerzos para encontrar la forma de prevenirlos antes de que se produzcan".[31] Suena a utopía, aunque, como señaló el fotógrafo francés Yann Arthus-Bertrand, a veces la utopía no es más que una verdad que el mundo no está preparado para oír.

Todavía.

---

31   Silverstein A. La conquista de la vida. Una revolución en biomedicina. 1980. Madrid: EDAF. Pág. 228-9.

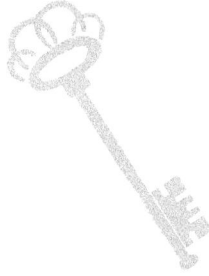

CAPÍTULO 2

Los herederos de Matusalén

Todas las religiones, casi todas las filosofías, una parte de la ciencia, atestiguan el incansable, heroico esfuerzo de la humanidad negando desesperadamente su propia contingencia.

Jacques Monod, "El azar y la necesidad"
(Planeta-Agostini, Madrid, 1993. Pág, 53)

"La juventud es lo único que vale la pena tener", lo adoctrina el cínico lord Henry a Dorian Gray en la novela de Oscar Wilde. "Cuando llegue el día en que usted sea viejo, y arrugado y feo (…) comprenderá la horrible verdad". Pero, pese a lo que diga Serrat, la verdad puede tener remedio. Desde tiempos remotos nos han fascinado los intentos, más o menos exitosos, por desanudar el corsé de la cronología, frenar el paso del tiempo o proyectarse más allá de los límites convencionales de la edad.

Es difícil identificar el momento preciso en que uno empieza a envejecer. O toma consciencia de que está embarcado en ese proceso y no se puede volver al puerto de partida. ¿Será la primera vez que alguien en el colectivo nos llama "señor"? ¿Cuando dejamos de usar el "usted" con los interlocutores porque la mayoría de ellos es más joven? ¿Cuando al completar formularios online hay que recorrer decenas de números para abajo hasta encontrar nuestro año de nacimiento? ¿Cuando además de lavarnos los dientes o terminar de comer tenemos que "tomar la pastilla"? ¿Cuándo, como hacía mi abuelo Saúl, se empiezan a leer los obituarios del diario para encontrar conocidos?

Antonio José Bolívar, el entrañable protagonista de la novela "Un viejo que leía novelas de amor", de Luis Sepúlveda, asoció ese instante de revelación senil con aquella primera vez que erró un tiro con la cerbatana. Haruki Murakami, escritor japonés y runner aficionado, con la constatación cruda de que le resultaba imposible mejorar y mantener sus tiempos de carrera. Edward Gorey, un artista estadounidense, con el descubrimiento de sus cejas peludas frente al espejo. En "Memorias de mis putas tristes", Gabriel García Márquez planteó que el síntoma inaugural de la vejez es empezar a parecerse al padre.

En cualquier caso, frente al deterioro progresivo y la certeza de nuestras vidas tan efímeras, las sociedades humanas han abrazado distintas estrategias. Una es creer en la vida eterna después de la muerte, reservada en especial a quienes sigan ciertos preceptos. Esa convicción está extendida en distintos credos, culturas y épocas, con mayor o menor nivel de detalle. Según el antropólogo Bronislaw Malinowski, la religión salva al hombre de rendirse ante la muerte y la destrucción[1]. Los antiguos egipcios concebían el otro mundo como una continuación feliz de la vida en la tierra, para lo cual tenían la precaución de momificar los cuerpos. "Quien vive y cree en mí, jamás morirá", afirmaba Jesús según el Evangelio de Juan (Jo 11,25-26).

Otra manera de hacer más tolerable la finitud de la existencia es subsumir el destino individual, condenado a la extinción inevitable, a la preservación de la especie o la cultura. Es el consuelo del legado. Aunque los hombres mueran, la humanidad se sostiene o progresa. Y por eso vale la pena defender ciertos valores perennes, despejar los peligros y preservar ese porvenir para los nietos de los nietos de los nietos. La retórica contemporánea contra el cambio climático, "la mayor amenaza para las futuras generaciones", según Obama, es un exponente de esa aspiración por transgredir las propias barreras temporales y dejar una huella.

---

1   Malinowski B. Magia, ciencia y religión, Planeta-Agostini. Barcelona, 1994. Pág. 52. Según Malinowski, "el verdadero núcleo del animismo [creencia en el alma] se encuentra en el hecho emotivo más profundo de la naturaleza humana, esto es, el deseo de vivir".

Pero una tercera estrategia es rebelarse contra lo inevitable: atacar las causas del envejecimiento, frenar la caída de las hojas del calendario, recuperar la juventud perdida o, como mínimo, retrasar de manera sustantiva el último suspiro. Alcanzar, incluso, la inmortalidad, aunque no necesariamente en las formas convencionales que hoy imaginamos.

Es una aspiración titánica, claro, pero la meta resulta tan seductora que bien vale el esfuerzo. Como veremos más adelante, los sueños de longevidad han servido a lo largo de la historia para dinamizar desde brebajes alquímicos y tónicos de charlatanes hasta teorías y procedimientos médicos de distinta laya y rigurosidad. Y, también, para que numerosos personajes, reales, míticos o fabuladores, se hicieran famosos por cobrar aquí en la tierra un mayor anticipo de su cuota celestial de eternidad.

Matusalén: el hombre más viejo que… él mismo

Antes de que le diera el nombre o sobrenombre a un pino milenario, a un personaje de 624 años en el manga "Inmortal Rain", a una proteína que extiende la vida de insectos, a la estrella más vieja conocida, a una obra de George Bertrand Shaw y, en líneas generales, a cualquier persona de mucha edad, Matusalén fue un patriarca bíblico que podría haber necesitado casi 1.000 velitas en su última torta de cumpleaños, si es que hubieran existido.

Como ocurre con la mayoría de los patriarcas antediluvianos que menciona el Antiguo Testamento, no hay mayores datos sobre la vida de Matusalén. Su nombre figura solamente cinco veces, entre los versículos 21 y 27 del capítulo 5 del Génesis. Lo que sabemos, si damos crédito al texto bíblico, es que era bisnieto del tataranieto de Adán. Que su papá. Enoc, lo engendró a los 75 años. Que tuvo a su primer hijo (Lamec) a los 187 años. Que Noé, el del arca, fue su nieto. Y que murió a los 969 años, el mismo año del Diluvio.[2]

---

2 Las causas de la muerte, por supuesto, se ignoran. ¿Qué significa morir "de viejo" cuando ya se cumplieron más de 900 años? Un tal doctor John Morris,

Nadie alcanzó en la Biblia mayor edad. Nunca. Sin embargo, el resto de los patriarcas no se quedó muy atrás: Adán, por ejemplo, vivió 903 años; Noé, 950. Todos integraban, en teoría, una sociedad utópica en la que la misma persona convivía con sus abuelos y podía ver crecer a los nietos de sus nietos. El problema es que, después del Diluvio, la expectativa de vida se fue hundiendo hasta alcanzar magnitudes, digamos, más terrenales. El hijo de Noé, Sem, "sólo" alcanzó a festejar 600 cumpleaños. Diez generaciones más tarde, Abraham no pasó de modestos 175. Moisés murió a los 120. Y para los tiempos del Rey David, según las Escrituras, una persona de 70 años era tan vieja que quienes vivían de más sufrían "molestia y dolor".

Como no resulta extraño, muchas personas, inclusive creyentes, se permitieron desconfiar de la longevidad postulada de Matusalén y sus parientes próximos. Si la palabra de Dios es sagrada, ¿dónde podía residir el "error"? Una coartada para sumar verosimilitud al relato bíblico y conciliarlo con el rango usual de las edades humanas es que, en la antigüedad, se usaban calendarios diferentes. Por ejemplo, los "años" eran meses lunares. Dado que cada mes lunar equivale a 29,53 días solares, en realidad Adán habría vivido 76 años. Y Matusalén, 81 años.[3]

El argumento suena atendible: la distorsión es atribuible al método de medición y no a la variable medida, del mismo modo que un radar mal calibrado puede informar que un auto corría a 250 km/h cuando iba a un tercio de esa velocidad. Pero algunas referencias a

---

presidente del Instituto de Investigaciones de la Creación, en Estados Unidos, plantea que Matusalén pudo haber sido víctima de animales sedientos de sangre o guerras que asolaban la tierra. Y que, tal vez, ese trágico fin fue la gota que rebalsó el vaso y motivó al creador a enviar el Diluvio. "Quizás Matusalén fue el último mártir. Y cuando fue asesinado, la paciencia de Dios se terminó", arriesgó. (http://www.icr.org/article/how-did-methuselah-die/).

3   El mismo tipo de ajuste que propuso Plinio el Viejo (23-79 d.C.) en su "Historia natural" (Libro VII Cap. 48) para los declamados 300 años de varios reyes de Arcadia o los supuestos 1.000 años que alcanzaron algunos egipcios. "Porque algunas naciones reconocen el verano como un año, y el invierno como otro; otros consideran cada una de las cuatro estaciones como un año (...) y otros, como los egipcios, lo calculan por la luna", razonó.

años, meses y días en la Biblia contradicen esa propuesta. Y también surgen inconvenientes cuando se ajustan las edades de aquellos patriarcas y se recalcula su debut como padres. Bien lo observó San Agustín, una de las máximas figuras de la historia del pensamiento cristiano. Si los 900 años de la antigüedad hubieran sido 90 de los actuales, calculó, Adán, con la edad "corregida", habría procreado su primer hijo a los 11 años. Y Cainán, a los 7. Los números no le cerraban: eran, decía, violaciones flagrantes a la ley ordinaria de la naturaleza.[4] Los años se contaban entonces como ahora, concluyó. Asunto terminado.

Por supuesto, quedaba y queda una última opción. Que Matusalén y el resto de los patriarcas, en realidad… jamás existieran. ¡Horror! Y que el relato haya sido inspirado por otras leyendas, en especial, aquella sumeria de los ocho a diez reyes que, antes del Diluvio[5], redoblaron la apuesta de la edad y ni siquiera tenían que preocuparse seguido por la búsqueda del heredero: reinaron cada uno durante decenas de miles de años.[6]

Isaac Asimov, el prolífico escritor y divulgador científico, suscribió esa interpretación. Los paralelismos entre el ciclo vital "potenciado" de los reyes sumerios y el de los patriarcas antediluvianos resultan notables, así como el acortamiento de las edades posterior a la gran inundación. Sin embargo, parece que quienes escribieron la Biblia estaban dispuestos a creer en vidas extensas, pero no tanto. Y que entonces concedieron a Adán y sus descendientes una longevidad más conservadora: prolongada, sí, pero cuidadosamente inferior

---

4   San Agustín. "Ciudad de Dios". Capítulo XII. En http://efrueda.com/wp-content/uploads/2011/12/L-a-ciudad-de-Dios.pdf

5   Las narraciones de diluvios son frecuentes en la mitología de muchas culturas, incluyendo la mesopotámica, india, persa, siria, griega, polinesia, inca, maya y guaraní.

6   El "Matusalén" sumerio, por caso, sería el tercero de los monarcas predinásticos, En-men-lu-ana, quien habría reinado durante ¡43.200 años! Y algunos se quejan de los barones del Conurbano.

al milenio.[7] Lo que se dice, una desmesura controlada, que de todos modos garantizó la eternidad del mito.

Thomas Parr: un campesino entre reyes y sabios

En la solemne abadía de Westminster, Londres, junto a 18 monarcas de Inglaterra y figuras de la talla de Charles Dickens, Isaac Newton, Rudyard Kipling y Charles Darwin, yacen desde 1635 los restos de Thomas Parr, un campesino nacido en el condado rural de Shropshire. Más conocido como "Old Tom Parr", la lápida de mármol testimonia su principal mérito: haber llegado a los 152 años, lapso durante el cual sobrevivió a nueve reyes y reinas.

Parr fue, durante siglos, el arquetipo del longevo. Solterón empedernido hasta los 80 años, recién entonces se casó y tuvo dos hijos; a los cien tuvo un affaire (y otro hijo ilegítimo) y, como penitencia pública, debió permanecer de pie en su parroquia envuelto en una sábana blanca; a los 122, tras la muerte de su primera esposa, volvió a contraer matrimonio con una viuda, quien elogió su fortaleza. Hasta los 130, era capaz de cuidar los animales y trillar los granos de trigo. Los apologistas atribuían su salud al ejercicio, las costumbres metódicas y una dieta sencilla a base de queso fresco, cebolla, pan rústico, suero de manteca y cerveza ligera, su única fuente de alcohol. También al hecho de no fumar.

Los supuestos años acumulados por Parr empezaron a granjearle fama. En 1629, el célebre pintor Pedro Pablo Rubens, quien llegó como embajador de la Reina Isabel de España, viajó a Shropshire y realizó un retrato del campesino que, entonces, debería haber tenido 146 años. Ahí se lo ve, con el rostro alargado, una tupida barba blanca que se proyecta sobre su pecho y no tantas arrugas como, dada

---

7   En su libro "In the Beginning. Science face God in the Book of Genesis" (Crown, 1988), Asimov añade otra coincidencia curiosa: tradicionalmente, la suma de la edad de los patriarcas ha orientado la determinación del año de la creación, hacia los 4.004 años antes de Cristo. Aunque esa cifra no tiene valor científico (hoy se asume que la Tierra se formó hace 4,4 mil millones de años), "es una estimación bastante razonable del inicio de la civilización sumeria".

su edad, podrían haberse esperado[8]. Un poeta contemporáneo, John Taylor, le dedicó una elegía en la que enfatizaba que, aun siendo tan anciano, Parr era capaz de comer y dormir bien, así como de reír, disfrutar de buena compañía, entender lo que le decían y caminar cada tanto (siempre y cuando lo ayudaran a sujetarse de ambos lados).[9]

Pero justo que se había convertido en una estrella, su luz se apagó. El médico alemán Christopher Hufeland, quien acuñó el término "macrobiótica" y llegó a ser tan famoso en su país como Goethe, examinó la historia de Parr a fines del siglo XVIII y señaló que podría haber llegado a vivir "algunos años más". Pero tuvo el honor o la desgracia de ser convocado a Londres por el rey, y de ser atendido, justamente, como si lo fuera. La dieta modesta fue reemplazada por banquetes. Y su cuerpo, acostumbrado a las privaciones más que a los excesos, no pudo soportarlo. Falleció, según la historia oficial, a los 152 años y nueve meses. "Murió simplemente de plétora (sobreabundancia), porque había sido demasiado bien tratado", resumió Hufeland.[10]

Antes de su destino final en Westminster, William Harvey, el célebre médico que descubrió la circulación de la sangre, le hizo una autopsia. El informe, publicado tres décadas más tarde en la revista *Philosophical Transactions* de la Royal Society de Londres, es sorprendente: las partes internas del anciano Parr se encontraban tan sanas que su muerte sólo podría atribuirse al cambio de alimentación y a la contaminación del aire londinense. Juan Barcat, un médico argentino, arriesga otra causa posible del deceso: insuficiencia cardíaca.[11]

---

8   La imagen de su rostro, inspirada en aquel retrato de Rubens, también puede verse en las etiquetas de un popular whisky escocés, Old Parr. Algo paradójico si se tiene en cuenta que nunca fue afecto a las bebidas espirituosas.

9   Taylor (1578-1653) publicó poco antes de la muerte de Parr un panfleto en el que brindó, en prosa y en versos, numerosos detalles de su vida. El texto de Taylor es, desde entonces, la principal fuente de información sobre el longevo campesino.

10   Hufeland C. Art of Prolonging Life. 1870. Philadelphia: Lindsay & Blakiston. Pp 90-91.

11   La autopsia de Harvey menciona "cartílagos del esternón flexibles y blandos; vísceras fuertes, en particular el estómago; cerebro entero y firme; riñones y

Sin embargo, lo que nadie ha podido confirmar es que Old Tom Parr haya vivido los años que decía tener. La falta de registros confiables sobre su infancia y edad adulta temprana tampoco ayudan a su causa. Y los desconfiados sospechan que pudo haber "usurpado" la identidad de su abuelo, esto es, que su edad colosal resultaría de sumar la propia con la de su antepasado. El viejo truco... del más viejo.

Lucía Trejo: la esclava más famosa del Virreinato

A diez pasos de distancia, Lucía Trejo aparentaba 70 u 80 años. Pero "examinada más de cerca", precisaron los funcionarios, "se deja bien penetrar lo avanzado de su edad por las menudas arrugas y sequedad de su rostro, en el que sólo se toca la figura de los huesos, y el pellejo, sin ninguna carnosidad". La constatación oficial, que, como veremos más adelante, incluía elementos adicionales de prueba, era digna de causar sensación: la humilde esclava negra, residente en Alta Gracia (Córdoba) en una época en que la esperanza de vida de sus pares rondaba los 25 años, había cumplido entre 170 y 175.

Según atestiguaron los peritos, la mujer conservaba una memoria aceptable, adecuada para corroborar su longevidad. Y aunque la debilidad de las piernas le impedían pararse, "estando sentada, demuestra muy buena presencia, y no excusa el hilar, tisar lana y algodón, y entretenerse en otros ministerios". Su vista estaba "no muy quebrantada". Conservaba tan firme el pulso que podía tomar la sopa con cuchara "sin derramar una gota". Y, salvo cuatro muelas y un diente, preservaba casi toda su dentadura, aunque las piezas estaban tan desgastadas que se hallaban "parejas con las encías".[12]

---

vesícula sin cálculos". Pero Barcat se basa en otros datos del informe: el corazón era "grande, fibroso y con grasa" y contenía sangre negruzca y diluida. Además, presentaba la cara lívida, lo cual evidencia que tuvo dificultades para respirar antes del último suspiro.

12 Cabrera P. Un caso de longevidad extraordinaria. Revista de la Universidad Nacional de Córdoba Año 1 N°3 (1914) pp 431-444.

La frágil anciana, conocida también como Louisa o Louise Trexo, se convertiría en la única esclava del Virreinato del Río de la Plata que alcanzó fama global. El caso fue dado a conocer en el Diario de Madrid en diciembre de 1779 y en la Gazette de France un mes más tarde. Durante las siguientes décadas, su historia fue dada por válida en obras tan reputadas como la Enciclopedia Británica (1810). En 1860, un naturalista francés[13] sostuvo sin ruborizarse que el fenómeno de la longevidad de Lucía Trejo era "el más destacado y auténtico de todos los que la ciencia posee".

Luisa Trejo, por lo pronto, no era cualquier esclava. El documento oficial de 1779 sostiene que su primer amo había sido, ni más ni menos, que don Fernando de Trejo y Sanabria: el segundo de los obispos de la Gobernación de Tucumán, con sede en Santiago del Estero, fallecido en 1614… ¡más de un siglo y medio antes! Eso les habría jurado Luisa al alguacil mayor y su distinguida comitiva que, por orden del procurador general de Córdoba, fueron en mayo de 1779 a comprobar la extraordinaria supervivencia de la mujer: que ella tendría alrededor de diez o doce años cuando el religioso, a quien recordaba "bastante alto y no muy grueso", murió. La matemática no dejaba margen para la duda. Si Luisa era en efecto una niña en 1614, cuando falleció el obispo, entonces para finales del siglo XVIII su edad debería rondar entre 170 y 180. Creer o reventar.

Precavidos, el acta consigna que los funcionarios procedieron a hacer una averiguación más exacta y consultaron a los ancianos de la hacienda, "que algunos pasan de cien años". Todos confirmaron que siempre la habían conocido como "la Trexo", por su supuesto primer amo.

De todos modos, el testimonio pareció agotar las fuerzas de la anciana. Cuando falleció diez meses después, en marzo de 1780, la partida de defunción firmada por el cura Juan Justo Rodríguez suscribe la longevidad de Lucía, aunque se permite deslizar un atisbo

---

13 Se trata de Martín de Moussy, en su *Description Géographique et Statistique de la Confédération Argentine.*

de duda: "Murió con todos los sacramentos, y según declaraciones jurídicas que por orden de su magestad (sic) se tomaron, de edad de *ciento setenta* y *seis* años, o de 78 años quizás". [Ese "quizás" implica un margen de error de 98 años, curioso para la precisión con que se le atribuyen 176 años.]

La historia de la primera Matusalén del actual territorio argentino es fabulosa y todavía hoy se da por cierta en algunos artículos periodísticos. Si no fuera porque… todo indica que se trató de un engaño. En las primeras décadas del siglo pasado, un sacerdote jesuita investigó el caso y comprobó, por ejemplo, que en el inventario de la expulsión de los jesuitas (en 1767) constan todos los esclavos con su nombre, edad y aptitud física, incluyendo una tal "Lucía de Treja, 84 años, inservible".

¿Cómo es entonces que, pocos años después, aparece la misma esclava duplicando su edad? El religioso presentó una hipótesis convincente: en 1772, los nuevos administradores de la Universidad de Córdoba reclamaron a las autoridades los 40.000 pesos que, según una vieja escritura, el obispo Trejo y Sanabria había prometido donar al Colegio Máximo (antecesor de esa casa de estudios). La realidad es que nunca se comprobó que ese aporte monetario se hubiera hecho efectivo: no había ninguna prueba.

Hasta que a alguno de los demandantes se le prendió la lamparita y pergeñó que la extraordinaria senectud de Luisa la podía habilitar como testigo presencial de aquella antigua donación de su amo. Una artimaña perfecta: ella estuvo ahí y podía dar fe. ¿Quién la podría contradecir? Salvo que la maniobra no surtió efecto, quizás porque Lucía pudo "demostrar" oficialmente su edad tan avanzada, pero murió antes de poder testificar en el asunto de fondo, y la demanda fue rechazada por el Consejo de Indias en 1800. "Los 175 años de Lucía Trejo son una falacia absurda", sintetiza Carlos Pagé, un historiador e investigador del Conicet en la Universidad Nacional de Córdoba.[14] Pero qué lindo hubiera sido.

---

14   Testimonio personal.

Saint-Germain: adonde resucitó el conde

El Conde de Saint-Germain falleció el 24 de febrero de 1784 en el castillo de su amigo, el príncipe Karl de Hesse-Cassel. Había contraído un "reumatismo agudo" en agosto de 1782 y durante los meses posteriores se mostraba débil, cansado y deprimido. "Lo encontré un día, a comienzos de 1783, muy enfermo y creyéndose a punto de morir", recordó luego el príncipe. "Desfallecía a ojos vista". Nunca se recuperó.

Pero lo que habría que señalar, antes de seguir adelante, es que esa fue su muerte "oficial". Incrédulos, vade retro. Después de esa fecha, numerosos testigos juraron haberse encontrado con el enigmático conde, vivito y coleando, en sitios tan variados como Francia, Rusia, Italia y el Himalaya. En 1786, 1789, 1815, 1821, 1822, 1835, 1867, 1875, 1896, 1926... Incluso, hay movimientos ocultistas que lo veneran como un "maestro ascendido", creen que aún sigue vivo y que algún día va a volver a aparecer para conferir alguna misteriosa iniciación o poderes. Lo cual, después de todo, no resulta tan ilógico para una persona que, en las veladas parisinas del siglo XVIII, se jactaba de poseer un elixir rejuvenecedor y de haber estado cara a cara con Alejandro Magno, Jesús, Julio César, Paracelso o los reyes Enrique VIII de Inglaterra y Francisco I de Francia, fallecidos dos siglos antes.

Cuentan que, hacia 1760, Saint-Germain se cruzó en una de las tantas cenas que solía animar con la anciana condesa de Gergy, a quien había cortejado cuando ella tenía 16 o 17 primaveras. "¡Entonces sois vos! ¡Pero por lo menos tenéis 100 años, señor! ¡Y no parecéis de más de 40!", exclamó la dama. A lo que el conde repuso: "¿Cien años? No, señora, dos mil, tal vez..."[15]

El Conde de Saint Germain es uno de los "longevos" extremos más pintorescos, populares o misteriosos de que se guarde registro. Y grafica la fascinación que ejercen aquellos que aparentan transgre-

15 La anécdota aparece citada en De Decker M. Los grandes impostores de la historia. Vergara: Buenos Aires, 1992. Pág. 103.

dir las barreras del tiempo y ofrecen fórmulas para seguir el mismo camino.

El nacimiento "oficial" del conde, cuya verdadera identidad se ignora (aunque él sostuvo, hacia el final de su vida, que era hijo del último rey de Transilvania), se suele ubicar entre 1690 y 1710. Sin embargo, la *Enciclopedia de Magia y Alquimia*, de Rosemary Gulley[16], describe varias apariciones y reencarnaciones anteriores, desde el profeta Samuel del Antiguo Testamento hasta el Mago Merlín (siglo VI) o Cristóbal Colon. Con sabia cautela, Gulley se ataja: "Muy poco de lo que se ha escrito del conde puede ser verificado".

La parte de la historia que se pudo constatar lo ubica, en cambio, llegando a París en 1747 de la mano del mariscal de Belle-Isle, a quien había cautivado en Alemania con un supuesto preparado que le permitía resistir imperturbable el paso de las centurias. Ducho en el manejo de varios idiomas, hábil para el relato de historias, emperifollado con diamantes y extremadamente austero para comer y beber, comenzó a codearse con figuras de la realeza y la aristocracia. Un ministro de la emperatriz María Teresa se embelesaba: "Este hombre es poeta, músico, escritor, pintor, médico, físico y químico. Tiene una cultura general como jamás encontré en ninguno de mis contemporáneos".[17]

Saint Germain, a quien se podría definir como un charlatán erudito, presumía de sus habilidades alquímicas para purificar diamantes, de sus métodos fabulosos para teñir telas, de sus aptitudes para la diplomacia internacional, de sus relaciones con sílfides y, por supuesto, de su fórmula milagrosa para preservar la juventud y prolongar la vida. Su aspecto físico, de hecho, parecía congelado en los 40 años.

La leyenda del conde, lejos de quedar desmentida por su propia muerte, se propagó tras su deceso. En parte, creen algunos, como efecto colateral de las chanzas burlonas de sus enemigos. ¿Pero qué

---

16 Gulley R. The Enciclopedy of Magic and Alchemy, Infobase Publishing: Nueva York, 2006. Pág. 282-3.

17 De Decker M. Íbid, Pág. 105.

hay de su elixir de la vida? Todo indica que, más allá de las referencias a la piedra filosofal y el aura mítica del brebaje, su principal ingrediente era una hierba de propiedades laxantes, el sen, todavía usado para el estreñimiento ocasional. Y que aumenta más las visitas al baño que la existencia. Nadie es perfecto.

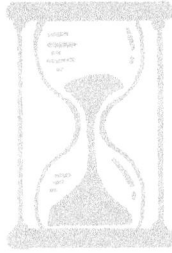

CAPÍTULO 3

Allí donde se congela el tiempo

Como cualquiera, quisiera vivir una larga vida. La longevidad tiene su lugar.

Martin Luther King. Discurso del 3 de abril de 1968
(un día antes de ser asesinado).

Preparar la fórmula infalible para vivir más de 100 años bien merecía el intento. Así que, una tarde, me fui al mercado y compré tres ajíes rojos picantes, un hinojo, un puñado de albahaca, semillas de eneldo (de olor anisado) y una planta de cilantro: hierba que, según los expertos, "aporta una dimensión aromática" al fuego de los platos pungentes. Después, ya en casa, me puse mi delantal de chef y puse manos a la obra: combiné distintas proporciones de los ingredientes, agregué sal, orégano y dientes de ajo y puse todo en una licuadora. Terminé la faena en un mortero.

El resultado no es apto para paladares aprensivos: una salsa ardiente, con el aspecto y la consistencia del pesto rojo italiano, que condimenta o acompaña carnes, aves, verduras y sopas. Cuando un periodista inglés lo probó por primera vez, dijo que era como si el sol hubiera salido dentro de su boca.[1] En mi caso, no pude evitar que salieran lágrimas de mis ojos. Y cuando le ofrecí una galletita untada a mi hijo de 14, en cinco segundos se fue corriendo a apagar el incendio lingual con agua.

La adjika, que ese es el nombre de la salsa, es un plato típico del corazón del Cáucaso. Y muchos le han atribuido por décadas la pro-

---

1   Bullough O. Adjika: Sauce of Glory, Pride of Abkhazia. 2012. Roads & Kingdoms. Accesible online: http://roadsandkingdoms.com/2012/adjika-sauce-of-glory-pride-of-abkhazia/

piedad de prolongar la vida de los habitantes de esa región. Según algunos, por su contenido de ajo, que reduce la presión arterial y previene la arteriosclerosis. Según otros, porque reemplaza la sal y limita la ingestión. ¿Es hora de incorporarlo a la dieta argentina? ¿La adjika podría ser el nuevo chimichurri o kétchup? ¿O los beneficios, si es que existen, se deben a otras causas?

En primer lugar, conviene examinar si, en efecto, los pobladores del Cáucaso tienen mayor probabilidad de acercarse más a Matusalén. La historia se remonta a 1927. Ese año, en ocasión de una extensa visita a la Unión Soviética, el escritor comunista francés Henri Barbusse pudo conocer a quien apodó "el hombre más viejo viviente". Se llamaba Nikolai Andreyevich Shapkofski, habitaba un pequeño poblado de Abjasia, Georgia, y afirmaba tener 146 años. Nunca había tenido enfermedades. Hasta los 120, cuando nació su última hija de una esposa 70 años más joven, tomaba un baño diario en un frío arroyo de montaña. En los últimos tiempos había perdido un poco el oído, y sus dientes no estaban tan fuertes como antaño. Pero esperaba seguir tomando vino del Cáucaso y vivir por lo menos ¡medio siglo más![2]

No hay registros confiables sobre el destino del vigoroso campesino. Pero la sensacional historia, que Barbusse publicó en un diario de Moscú y luego en su libro "Rusia", editado en París en 1930, fue algo así como el puntapié inicial de la leyenda de la longevidad de los abjasios que se sostuvo durante más de medio siglo. Habitantes de una franja de 8.000 kilómetros cuadrados, en el flaco sur de la cordillera del Cáucaso y con costas sobre el Mar Negro, los centenarios de Abjasia brotaban de las montañas "como si fueran grandes robles", juró Barbusse. En 1937, una encuesta informal constató al menos una docena de ancianos activos de 107 a 135 años en los alrededores de la capital, Sujumi.[3] En 1956, investigadores comprobaron que el 2,6% de los habitantes de la región superaba los 90 años, cuando

---

2   Citado por el corresponsal en Moscú de The Spectator, 16 de marzo de 1929.

3   Citado en Boia L. Ibíd. Pág. 151.

en toda la Unión Soviética esa proporción no llegaba el 0,2%.[4] En 1970, un censo consolidó a Abjasia como la capital mundial de los longevos.

Con el beneplácito del Soviet, investigadores, escritores y periodistas de todo el mundo se lanzaron a explorar los secretos del Cáucaso. La revista Life, por ejemplo, entrevistó y fotografió a un saludable abjasio de larga barba gris y (supuestos) 161 años, Shirali Muslimov, casado en terceras nupcias cuando tenía 110. Una antropóloga invitada de Estados Unidos, Sula Benet, consignó casos como el de un leñador de 114 años que, después de romperse tres costillas en un accidente, fue dado de alta dos meses más tarde y pudo volver a sus actividades; o el de una mujer de 139 que hasta hacía poco era capaz de enhebrar la aguja.[5] Benet quedó tan impactada que los últimos doce años de su vida los dedicó a investigar y promocionar el estilo de vida abjasio "para vivir cien años".

Un breve documental soviético de 1973 mostraba la vida cotidiana de Markhti Tarkhil, quien, a los 109 años, todavía realizaba tareas agrícolas, cabalgaba, trepaba lomas y tomaba un baño diario en las frías aguas de un arroyo. [6] Los relatos sobre la vitalidad de otros ancianos llegaban al paroxismo. Una revista contó que "la jovialidad de los centenarios es todo un show en los banquetes que ellos mismos presiden, donde comen, beben y bailan a la par de los muchachos".[7] Los felices pobladores comían damascos, que preparaban de mil maneras, así como repollo remojado en vino tinto. En 1979, el escritor Irving Wallace imaginó en su novela "Proyecto Paloma" que un gerontólogo famoso encontraba en Abjasia la fórmula para duplicar el ciclo vital de la humanidad.

---

4   Citado en Barash D. Ibíd. 177.

5   Sula Benet, polaca radicada en Estados Unidos, fue invitada en 1970 por la Academia Soviética de Ciencias para investigar la región y luego publicó el libro ''How to Live to Be 100: The Life-Style of the People of the Caucasus."

6   El documental dura 8:30 minutos, fue dirigido por D. Rodovsky y se puede ver en https://vimeo.com/32151163

7   "Los jinetes de Pagvech". Descubrir N°24. Junio de 1993. Pág 62-3.

Sin embargo, a partir de mediados de la década del '80, la ilusión comenzó a resquebrajarse... casi como se resquebrajó el comunismo. Un estudio de 1984 reevaluó las edades de los abjasios y llegó a una conclusión demoledora: los longevos extremos en esa región del Cáucaso no eran más frecuentes que en Estados Unidos.[8] Tampoco los viejos eran tan saludables como se decía. Un análisis previo sobre 127 abjasios de más de cien años había mostrado que sólo cinco eran hipertensos, una cifra sorprendentemente baja. Sin embargo, un examen posterior sobre 41 mayores de 90 confirmó que, aunque parecieran estar sanos, el estado funcional de su sistema circulatorio era peor que el de personas de 20 a 40 años, volviéndolos más proclives a patologías cardiovasculares.[9] En otras palabras, sus cuerpos eran tan vulnerables al paso del tiempo como los de cualquier ser humano.[10] Con o sin adjika.

Del Mundus Novus a los "mais longevos do mundo".

Muy lejos del Cáucaso, en el otro lado del océano, en *Mundus Novus*, las leyes normales del tiempo y del espacio no se cumplían, escribió Salman Rushdie en "La encantadora de Florencia". Así como las distancias entre dos puntos siempre eran fluctuantes, el tiempo estaba totalmente fuera de control. No sólo avanzaba más deprisa y más despacio de manera arbitraria, sino que también había períodos en los que no se movía en absoluto. Los niños podían envejecer más deprisa que sus padres. Y una bellísima princesa podía ser capaz de preservar la juventud durante 300 o más años.

---

8   Palmore EB. 1984. Longevity in Abkhazia: a reevaluation. The Gerontologist 24:95-6.

9   Korkuschko OW[1], Kotko DN, Schilo WT et al. The cardiovascular system of healthy long-living Abkhazians.Z Gerontol. 1988 Sep-Oct;21(5):248-52.

10   Las tempestades políticas y bélicas también agitaron el bucólico paraíso. Entre 1992 y 1993, fuerzas separatistas se embarcaron en una guerra con Georgia y lograron la separación de Abjasia como una república independiente de facto. El conflicto provocó alrededor de 10.000 muertes y una "limpieza étnica" que implicó el desplazamiento de hasta 200.000 georgianos del territorio.

La historia de Rushdie, así como la de los abjasios, grafica lo que el médico Gerald Gruman considera uno de los reflejos fundamentales del anhelo humano por la supervivencia: la idea de que, en algún lugar remoto, existe gente que disfruta de una larga vida.[11] Mundos alternos donde distintas leyes de la biología, el clima, la condición divina de los pobladores, alimentos milagrosos ¡o la falta de extremistas islámicos! propician una existencia larga, feliz y reposada.

Gruman llamó a este mito el "tema hiperbóreo", en referencia a una región de la mitología griega ubicada al norte de Tracia en la que sus habitantes, libres de toda enfermedad, llegaban a soplar 1.000 velitas o a alcanzar una "extrema edad avanzada" (en palabras de Plinio) para luego sumergirse en el mar. Los griegos también imaginaron la existencia de unas Islas Afortunadas o Islas de los Bienaventurados, ubicadas en algún elusivo punto del Océano Atlántico, donde sus pobladores hacían honor al nombre del lugar: gozaban de la vida eterna en un verdadero paraíso terrenal, sin inviernos crudos, sin tormentas y con una suave brisa marina que refrescaba sus divinos cuerpos.

Leyendas similares se diseminaron a través de las culturas y las épocas, porque, en definitiva, es difícil no quedar subyugado por ese imaginario de promisión cronológica. En un "norte" impreciso, durante el extenso reinado del mítico rey persa Jamshid o Yima, ninguno de los habitantes experimentaba padecimientos físicos y podía vivir 300 o más años. En la mitología budista e hinduista, existía otro territorio, Uttarakuru, cuyos pobladores lucían como veinteañeros, aunque podían tener 200, 500 o hasta 1.000 años. Luciano de Samosata, en tanto, habló de los "seres" (chinos) que vivían por lo común 300 años, lo cual creía que podía atribuirse al aire del país, la calidad del suelo o la costumbre de beber sólo agua.

No sólo importaban los frutos y las bebidas: el clima de esos enclaves de la longevidad también parecía ser un elemento determinante en la excepcional expectativa de vida de sus habitantes, aun-

11 Gruman G. A history of ideas about the prolongation of life. 2003. Nueva York: Springer. Pág. 32-35.

que las teorías al respecto eran divergentes. Aristóteles afirmaba que la gente alcanzaba mayor edad y talla en regiones cálidas y húmedas, porque ese entorno encajaba mejor con la constitución natural de los seres vivientes. "La vejez es seca y fría. Y también lo es un cadáver", razonó.[12] Pero otros filósofos, que aceptaban la teoría de las cuatro cualidades naturales (frío, calor, humedad y sequedad), arribaban a una conclusión opuesta y paradójica: el frío externo podía contraer y volver más "denso" al cuerpo, lo cual permitía preservar por más tiempo el calor interno y, por ende, prolongar la existencia.[13]

Con el descubrimiento del Nuevo Mundo, no debería sorprender que se hayan atribuido a esas lejanas y exóticas tierras ciertas condiciones que favorecían la longevidad, como el aire puro, el clima templado y la presencia de plantas medicinales ignoradas. Américo Vespucio, el navegante y cartógrafo italiano en cuyo honor se le dio nombre al continente, calculó que los nativos podían vivir 150 años (aunque, por supuesto, nunca tuvo acceso a una partida de nacimiento para certificarlo). Aseguró que raramente se veían aquejados por enfermedades y que, cuando eso ocurría, se libraban de ellas con la ayuda de raíces de hierbas. Y que ignoraban las epidemias o pestilencias transmitidas por el aire.[14] No sabían lo que les esperaba.

Antonio Pigafetta, el noble veneciano que fue uno de los pocos sobrevivientes de la expedición de Magallanes que dio la primera vuelta al mundo, también aseguró que era común que los habitantes del Brasil llegaran a cumplir 125 años, o incluso 140. "La naturaleza es su única ley", sentenció.

¿Pero había leyes que explicaran los beneficios relativos de los distintos sitios? En el siglo XVIII, Christoph Wilhem Hufeland abordó

---

12 Aristóteles. On longevity and shortness of life. 350 a.C. Accesible online: http://classics.mit.edu/Aristotle/longev_short.html

13 Boia L. Forever Young. A cultural history of longevity. 2004. Londres: Reaktion Books. Pág. 28.

14 Citado en Magasich Airola J y De Beer JM. America Magica. When Renaissance Europe Thought It Had Conquered Paradise. 2007. Londres: Anthem Press. Pág. 48.

científicamente la cuestión del impacto del clima y de la atmósfera. Como con la dieta, el sexo o la actividad física, propuso que lo mejor era transitar la amplia avenida del medio. El *aurea mediocritas*. Si uno quiere llegar realmente a viejo, recomendó el médico alemán, es conveniente evitar regiones que presenten fluctuaciones constantes del barómetro y del termómetro. Y que no haya frío, calor, humedad o sequedad excesivos.

A igualdad de latitud, explicó, las islas son más recomendables que el continente, probablemente por el efecto positivo del aire fresco marino y su acción regulatoria del clima. "Los hombres viven más en Japón que en China; en Chipre que en Siria; en Inglaterra que en Alemania".

En lo concerniente a la altitud, Hufeland indicó que por lo general resultan más beneficiosos aquellos lugares altos, de aire más puro. Pero, otra vez, no había que volverse un fanático: la atmósfera muy seca y las temperaturas cambiantes, que también los caracterizan, son contraproducentes. "Suiza, sin dudas la tierra más alta de Europa, produjo menos casos de longevidad que Escocia", ejemplificó.[15]

Los "Shangri-La" modernos

El epítome moderno del paraíso de la longevidad es Shangri-La: el valle tibetano ficticio inventado por James Hilton en su novela "Horizontes perdidos", de 1933, y difundido por la película homónima de Frank Capra de 1937. En Shangri-La, enclavado en los Himalayas, la gente no conquista del todo la muerte, pero casi. No sólo se vive mucho más tiempo, sino que el declive físico es extremadamente paulatino. Ayudan varios elementos: el aislamiento, la atmósfera limpia, el clima, unos frutos rojos medicinales, la meditación y algunas técnicas de respiración. El Gran Lama, de 250 años, se lo explica a un sorprendido visitante: los habitantes (lamas) conservan durante décadas una "larga y maravillosa juventud", hasta que comienzan un envejecimiento muy lento. "A los ochenta todavía uno puede escalar

15 Hufeland. Ibíd. Pág. 96-7.

como un joven, pero cuando se duplica esa edad no se puede esperar que esa maravilla persista", señala. No hay milagros: "Lo único que podemos hacer es frenar el tempo de ese breve intervalo que llamamos vida". El logro no es para desdeñar.

La novela de Hilton tiene más de 80 años. Y el propio escritor falleció a la temprana edad de 54. Pero el sueño no terminó. A lo largo del siglo XX, se han identificado y promocionado distintas regiones, islas o ciudades que podrían considerarse "Shangri-La" modernos: territorios o puntos donde el tiempo "acompasa su tempo" y se dice que no es extraño encontrar pobladores muy activos y saludables que superan el siglo de vida.

Las historias siguen un patrón regular. Una nota periodística o libro revela que determinada región tiene una proporción desmedidamente alta de longevos. Se difunden fotos y testimonios de viejitos de más de cien que realizan tareas admirables para su edad avanzada. Llegan nuevos periodistas, escritores, investigadores y médicos que entrevistan a esos "casos" y, eventualmente, esbozan teorías sobre las razones de esa batalla exitosa contra el tiempo (el clima, algún alimento particular, el agua, el aire, hábitos de vida, etcétera). Se establecen, en algunos casos, proyectos científicos que buscan iluminar sobre las características genéticas y factores ambientales que permitirían explicar el fenómeno.

Asimismo, se suele montar una industria turística que aprovecha esa fama, aunque, con la afluencia de visitantes, el milagro puede desvanecerse. "En verdad, parece que [con la llegada de los turistas] ha decrecido los años de vida de nuestros viejos", se lamentaba al diario ABC de España un poblador de Vilcabamba, un "Valle de la longevidad" en el sur de Ecuador[16]. Una especie de variante del principio de incertidumbre de Heisenberg, en el que resulta imposible observar un fenómeno sin alterarlo.

Algunos trucos para desafiar al calendario son alimentos y bebidas específicos de cada una de los sitios privilegiados. En Abjasia, como

---

16   Flores T. "Vilcabamba, el valle de la longevidad". ABC Internacional, 13 de enero de 2015. Accesible online: www.abc.es/internacional/20150113/abci-vilcabamba-ciudad-longevidad-201501121651.html

vimos, todavía hoy se promociona como un aliado de la longevidad al adjika. En Icaria, una isla griega de 8.000 habitantes distribuidos en una superficie similar a la de la Ciudad de Buenos Aires, muchos viejos parecen haberse olvidado de morir. Y una de las claves propuestas son ciertos "tés de la montaña", que se toman como cóctel al final del día y que se elaboran en base a hierbas locales, como orégano, salvia, fliskouni (una variedad de menta), romero y diente de león. De acuerdo a una investigadora de la Universidad de Atenas, estas hierbas contienen antioxidantes y compuestos diuréticos suaves que podrían ayudar a controlar la presión arterial.[17]

En Vilcabamba, algunos sostienen que el secreto para vivir más de cien años con una salud óptima es el agua pura que desciende desde la cordillera (en cambio, según algunas crónicas, los pobladores "beben como escuerzos y fuman como cosacos"). Pero las afirmaciones podrían ser interesadas. Un productor local que desde 1993 envasa y exporta agua mineral natural "gourmet" sostiene que el producto presenta "el contenido ideal de minerales en suspensión", así como "oro y plata coloidal (…) que promueve la inmunidad de quien la consume a más de 600 enfermedades" (sic).[18]

Otras veces, los hábitos nutricionales son más difíciles de interpretar. En Loma Linda, California, reside una muy numerosa comunidad de adventistas del séptimo día: seguidores de una iglesia cristiana protestante que suele predicar el vegetarianismo y que evitan el tabaco y el alcohol como si fueran el mismo demonio. "Dios nos dio las nueces, los granos y las hierbas. Y Él nos dijo que sería mejor que subsistamos con ese tipo de cosas", explicó un residente de 89 años. No llama la atención que, con ese estilo de vida, vivan en promedio 10 años más que el resto de los estadounidenses, tan afectos a los excesos calóricos del "fast-food".[19]

---

17 Buettner D. "The Island Where People Forget to Die". The New York Times Magazine, 24 de octubre de 2012.

18 Ver www.aguadevilcabamba.com.ec

19 Johnson L. "Secrets to Longevity Revealed in Denomination´s Lifestyle". CBN News. 4 de octubre de 2015. Accesible online: www1.cbn.com/cbn-

Pero la fórmula "verde" no es universal. En la península de Nicoya, Costa Rica, los hombres de 60 tienen siete veces más chances que un japonés de la misma edad de llegar a los cien años. Y cuatro veces más que el resto de los costarricenses. Pero, en comparación con sus compatriotas, consumen más bifes y gaseosas y menos ensaladas y aceite de oliva.[20] Los promotores de la famosa dieta mediterránea quedaron al borde del desmayo.

Entre el mito y la realidad

Un inconveniente extendido a la hora de ponderar estos "Shangri La" modernos es que usualmente no se dispone de registros confiables sobre la fecha de nacimiento de los viejos cuya extrema longevidad se celebra. Y que pueden existir incentivos para que agranden su verdadera edad. Un análisis de científicos afiliados al Instituto Max Planck de Investigación Demográfica consideró que las exageraciones siguen siendo moneda común en la mayoría de los países del mundo, en especial, cuando las tasas de analfabetismo son altas (y, además, cuando esa edad avanzada se convierte en un motivo de orgullo local).[21]

Dado que la población de mayores de 105 años es tan escasa, basta con que un puñado de ellos aumente su edad para distorsionar la calidad de los datos e impedir buenas estadísticas comparativas. Es como hacer un censo de rubios en África cuando más de la mitad están teñidos.

En particular, los postulados respecto de la edad extrema de los habitantes de Abjasia, el valle de Hunza (Pakistán) y Vilcabamba

news/healthscience/2015/February/Secrets-to-Longevity-Revealed-in-Denominations-Lifestyle/

20 Rosero-Bixby L, Dow W y Rehkopf D. The Nicoya region of Costa Rica: a high longevity island for elderly males. Vienna Yearb Popul Res. 2013; 11: 109–136.

21 Zenghlian W, Yi Z, Jeune B et al. Age validation of Han Chinese centenarians. Genus. 1998; 54(1-2):123-41.

hoy son puestos en duda y hasta refutados por la mayor parte de los científicos. Algunos viejos, según parece, incluso están embarcados en una carrera por redoblar su propia exageración. En Vilcabamba, un tal Miguel Carpio Mendieta, aseguró en 1944 que ya había cumplido 70 cuando en realidad tenía 61. Cinco años más tarde, ya decía que tenía 80. En 1970, a los 87, se jactaba de tener ¡121! Y cuatro años más tarde, su edad reportada ya había trepado a 127.[22]

Otra dificultad para la valoración objetiva es que, como cualquier lugar que promociona cierto servicio turístico, puede ser difícil para el visitante escapar del sesgo de selección. Los "contactos" en la zona conducen a los periodistas y escritores a los mismos ancianos longevos, de supuestamente 100, 110 o más años, perdiendo de vista su representación relativa en la pirámide demográfica del lugar. Podría decirse que buscar ese dato, o poner en duda la edad que declaran, también significaría matar la nota o libro que fueron a producir.

El médico y escritor argentino Ricardo Coler, por caso, viajó a Vilcabamba hace una década para escribir un libro destinado a "desentrañar los secretos de la longevidad en habitantes que viven más de 120 años", no para cuestionar la leyenda. Cuando llegó, como haría cualquier corresponsal, solicitó la ayuda de Víctor Carpio. "Víctor es la memoria del pueblo", escribió luego Coler. "Trabajó con japoneses y americanos. Con la televisión y con los científicos. Sabe dónde están los ancianos, es contacto obligado en Vilcabamba y una fuente inagotable de datos confiables"[23]. Pero la confiabilidad también puede ser una cuestión de fe.

Incluso para los mismos científicos, cualquier estudio exhaustivo tiene sus obvias dificultades metodológicas. Cuando investigadores italianos eligieron para encuestar a 233 centenarios de la isla de Cerdeña, casi la cuarta parte (66) murió antes de que pudieran ser en-

---

22 Mazess RB y Forman SH. Longevity and age exaggeration in Vilcabamba, Ecuador. 1979. Journal of Gerontology. 34(1): 94-98.

23 Coler R. Eterna Juventud. 2008. Buenos Aires: Planeta.

trevistados. Y 15 se rehusaron (es de suponer que no de muy buen modo) a cualquier intromisión en sus vidas.[24]

Y sin embargo… no se puede desestimar que, más allá de las exageraciones, los datos distorsionados o la nebulosa representatividad de los testimonios, existen ciertos aspectos del envejecimiento en esos lugares que merecen ser tomados en cuenta.

El biólogo David P. Barash, quien evaluó la información sobre los longevos de Abjasia, el valle de Hunza y Vilcabamba antes de que se revelara que la proporción de centenarios era menor de la que se creía, indicó que existen algunas características en común que parecen favorecer una vida más prolongada y saludable que la del resto de las personas. Por ejemplo, la pobreza, lo cual reduce la cantidad de carne y grasa de la dieta. La vida rural, al aire libre, sin la frenética aceleración de las sociedades urbanas. Y la participación continua y activa de los ancianos en la vida personal y comunitaria. "Se espera de ellos que se mantengan activos, vigorosos y entregados, y ellos actúan en consecuencia", concluyó.

Dan Buettner, periodista y CEO de una ONG que procura extraer moralejas de aquellos lugares donde las hojas del almanaque pasan más despacio, puso especial énfasis en descartar los datos no confiables e identificó cinco "blue zones" o sitios de la longevidad: Cerdeña, Loma Linda, Okinawa (Japón), Icaria y Nicoya (Costa Rica). Sus conclusiones guardan similitudes con las de Barash: la mayoría de los pobladores de esos lugares incorporan la actividad física a sus tareas cotidianas; adhieren a una dieta con bajo aporte de calorías, en su mayor parte, de fuentes vegetales; tienen un sentido de propósito (por ejemplo, cuidar a los nietos); presentan bajos niveles de estrés; y exhiben fuertes lazos familiares y comunitarios.

En su libro "Longevidad", escrito al borde de los 90 años, el afamado oncólogo italiano Umberto Veronesi evaluó las circunstancias que transforman a Okinawa en el "área geográfica más longeva del mundo", en la que los centenarios llegan a ser casi un quinto de la

---

24 Deiana L, Ferrucci L, Pes GM et al. AKEntAnnos. The Sardinia Study of Extreme Longevity. Aging (Milano). 1999 Jun;11(3):142-9.

población. Consideró factores protectores como la dieta (basada en fruta, verdura, soja, pescado y algas), la vida al aire libre y la ausencia de tabaquismo. Pero concluyó que gran parte del mérito lo tiene el "yuimara": el sentido de pertenencia, la conciencia de ser todavía importantes para la familia y la sociedad, el deseo de vivir, divertirse y trabajar.[25]

En Cuenca, una ciudad del sur de Ecuador de estrechas calles adoquinadas, alrededor de 7.000 ancianos se radicaron allí procedentes de Estados Unidos, Canadá, Europa y países como Argentina y Chile. Al igual que Vilcabamba, de la que la separan 240 kilómetros, es un lugar adecuado para quienes peinan canas. "Tiene buen clima, aire puro, tranquilidad y acceso a servicios sanitarios", me explica una soleada mañana de julio el cirujano y gerontólogo Saúl Chalco Quesada, vestido con un impecable traje gris y corbata rosa. También cita ejemplos cuencanos de longevidad extrema, como Rosita Argudo, de 115 años. O Leonor Crespo Maldonado, quien falleció de muerte natural a los 98.

Pero, en línea con las ideas de Buettner y los estudios de los "Shangri La" modernos, Chalco Quesada considera que un factor crucial para agregar calidad y cantidad a los años no tiene que ver con parámetros ambientales o externos, sino con la posibilidad de que las personas "con juventud acumulada", tal como las llama, puedan sostener un proyecto de vida. Desde 2012, Chalco es el coordinador académico de la Universidad del Adulto Mayor (UAM): un centro de estudios que cuenta con la supervisión de la Universidad de Cuenca y cuyos alumnos, que tienen entre 65 y 92 años, cursan carreras cortas como gerontología, turismo o gestión de microemprendimientos. Por supuesto, no hay límite (superior) de edad para inscribirse.

"Se valen por sí mismos. Son activos, saludables y productivos", enumera Chalco. "Vuelven a sentirse útiles. Fortalecen lazos sociales. Evitan el estrés y la desesperación. Salen del arrinconamiento".

---

25 Veronesi U. Longevidad. 2013. Buenos Aires: Adriana Hidalgo editora. Pág. 12-3.

Sor Patricia Rodríguez, una religiosa de 87 años del Centro Gerontológico del Hogar Miguel León, quien participa de la gestión del proyecto académico, me acompaña a paso lento en una recorrida por las habitaciones del albergue geriátrico. Los ancianos residentes la saludan y nos sonríen. "Jubilación viene de jubileo, alegría, y así tiene que ser", sentencia. "En ocasiones, la soledad o la tristeza generan enfermedades que ningún doctor puede curar". Aquí, allá o en todas partes.

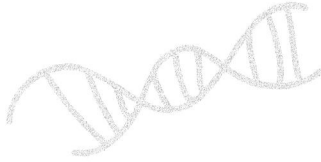

CAPÍTULO 4

Pinos eternos, células "con vencimiento"
y las 300 teorías

Cada uno de vosotros tenéis vuestra propia muerte, la trans-
portáis en algún lugar secreto desde que nacéis, ella te perte-
nece, tú le perteneces, Y los animales, y los vegetales, Supongo
que a ellos les pasará lo mismo.

José Saramago, "Las intermitencias de la muerte".

A mediados de 1964, Donald Currey, un geógrafo estadounidense de 30 años, se dispuso a estudiar ciertos pinos milenarios que crecían en una escarpada montaña azotada por el viento de Wheeler Park, Nevada. Quería reconstruir la evolución del clima durante la pequeña Edad del Hielo mediante el análisis de los anillos anuales de crecimiento, para lo cual tenía que realizar pequeñas perforaciones en los troncos con un taladro. Hizo decenas de determinaciones, que mostraban que algunos árboles tenían más de 3.000 años. La investigación iba viento en popa.

Sin embargo, el lunes 3 de agosto de ese año, algo salió muy mal. Currey quiso analizar uno de los pinos más grandes, el W-141, pero el instrumento se trabó o no le permitía tomar una muestra adecuada, por lo que decidió cortar por lo sano: seccionó el tronco con una motosierra. Luego se llevó parte del material a su hotel y comenzó a contar los anillos. Entonces, un escalofrío recorrió su cuerpo: descubrió que había encontrado al organismo viviente más antiguo datado hasta la fecha. Un soberbio ejemplar único de casi 4.900 años. ¡Y lo acababa de matar![1] Ni Leatherface, el "loco de la

---

1   Eveleth R. "How One Man Accidentally Killed the Oldest Tree Ever". 15 de noviembre de 2012. Smithsonian.com. Accesible online: http://www.smith-

motosierra" que protagoniza la película "Masacre en Texas", se hubiera atrevido a tanto.

La víctima arbórea, bautizada luego como Prometeo[2], pertenecía a una especie de árboles de gran edad que crece en montañas del sudoeste de Estados Unidos: un tipo de pino de conos erizados conocido hoy como pino longevo o *Pinus longaeva*. En 1957, en las Montañas Blancas de California, el paleontólogo Edmund Schulman había encontrado un ejemplar de la misma especie que resultó tener más de 4.600 años y al que llamó "Matusalén".[3] Es un verdadero testigo de la historia. No sólo ya se erigía altivo cuando nació Jesús, sino que también fue contemporáneo a la construcción de las grandes pirámides de Egipto, al nacimiento de los primeros alfabetos y al auge y caída del Imperio Romano. Cuando Colón descubrió América, como en el cuento corto de Monterroso, Matusalén ya estaba ahí… desde hacía 4.000 años.

Los pinos longevos le hacen honor a su epíteto o apellido. En la misma región, Schulman tomó muestras de otro ejemplar que, décadas más tarde, se comprobó que superaba los 5.000 años. Irónicamente, el científico no vivió mucho tiempo. Sufrió un ataque cardíaco y falleció en 1958, con apenas 49 años.[4] Poco antes de morir, cuando ya se sentía enfermo, le había confiado su sueño a un colaborador: destilar de aquellos árboles milenarios un elixir o sus-

---

sonianmag.com/smart-news/how-one-man-accidentally-killed-the-oldest-tree-ever-125764872/?no-ist

2   Prometeo es un héroe de la mitología griega que se opuso a Zeus y le regaló el fuego a la humanidad. En una de las versiones más difundidas del mito, como castigo, Prometeo fue encadenado a una roca y todas las noches un águila le comía partes del corazón, que durante el día se regeneraba porque era inmortal. El pino mutilado de Currey no tuvo esa suerte.

3   Straka T. Edmund P. Schulman (1908-1958). Biographical portrait. 2008 (Spring). Forest History Today. Pág. 46-49. Hoy se asume que Matusalén tiene 4847 años. Para evitar vandalismos, los científicos y guardias forestales mantienen su ubicación exacta bajo reserva.

4   Desde entonces, se dice que hay una maldición que afecta a los científicos que estudian a esos árboles milenarios.

tancia que permitiera, también a los humanos, resistir incólumes las adversidades y el paso del tiempo.[5]

Ese elixir, por supuesto, nunca se encontró. Como tampoco se encontraron con precisión las causas de la longevidad extrema que alcanzan esos pinos de Estados Unidos. De hecho, ni siquiera parecen envejecer (aunque los troncos pueden acumular "cicatrices" externas de tormentas o incendios). En 2001, investigadores del Servicio Forestal de Estados Unidos examinaron ejemplares de esa especie. Y comprobaron que el tejido vascular, que lleva agua y nutrientes a todo el árbol, funcionaba de la misma manera en los pinos de 4700 años que en los jóvenes de 27. Tampoco hallaron diferencias significativas en las tasas de mutaciones o en otros parámetros estudiados, como el peso de las semillas o la viabilidad del polen. En otras palabras: "el concepto de senescencia no se aplica a estos árboles", concluyeron.[6]

Así, los pinos longevos se incorporaron a una selecta lista de especies que presentan lo que se llama "senescencia insignificante". No es que sean inmortales: también sufren enfermedades, accidentes o ataques de predadores… como Donald Currey.[7] Pero su probabilidad de morir no sube, como ocurre con la mayoría de los organismos, a medida que aumenta su edad. Tampoco disminuyen con los años sus capacidades funcionales y reproductivas.

---

5   La anécdota la contó Doug Powell en un especial de radio de PBS, "Methusaleh Tree", emitido el 11 de diciembre de 2001. La transcripción completa se puede leer en www.pbs.org/wgbh/nova/transcripts/2817methuselah.html

6   Lanner RM y Connor KF. Does bristlecone pine senesce? Exp Gerontol. 2001 Apr;36(4-6):675-85.

7   Otros árboles milenarios famosos también tuvieron trágicos finales. El portentoso drago de La Orotava, en Tenerife, que había maravillado al naturalista Alexander von Humboldt, fue derribado por un huracán en 1867. El olivo griego a cuya sombra, se decía, Platón había dictado clases hacía 2400 años, tuvo un final más penoso: en 1976, un ómnibus lo chocó y quebró su tronco. Los restos que quedaban y las gigantescas raíces fueron cortadas en 2014, presumiblemente, para hacer fuego en medio de la crisis económica que azota al país.

Entre los "privilegiados" que resisten el paso del tiempo, tanto animales como vegetales, se cuentan una hierba de los Pirineos, *Borderea pirenaica*, que excede los 300 años y hasta parece revigorizarse con la edad; una poco agraciada salamandra ciega que habita en la oscuridad de cuevas del centro de Europa y puede superar el siglo de vida; la rata topo desnuda, nativa del este de África, que tiene una extraordinaria resistencia al cáncer y llega a los 30 años; y la almeja de Islandia, uno de cuyos ejemplares capturados en 2006 tenía ¡507! años, lo que lo transformó en el animal más longevo conocido[8]. Aunque no existen estudios detallados, algunos especialistas sospechan que el cóndor andino, que ha alcanzado a cumplir 79 en cautiverio, también envejece de manera casi imperceptible.

De acuerdo a algunos científicos, la senescencia insignificante no sólo puede iluminar sobre los mecanismos fisiológicos y genéticos del envejecimiento, sino que también podría inspirar nuevos tratamientos que le hagan frente. "Las implicancias potenciales para la gerontología son tremendas", se entusiasma João Pedro de Magalhães, científico de la Universidad de Liverpool[9]. Ni lerdo ni perezoso, el gerontólogo y futurista británico Aubrey de Gray propone desarrollar estrategias específicas de ingeniería para recrear el mismo estado en humanos. "El envejecimiento no es en absoluto un destino ineludible", proclama. La pregunta misma es excitante: ¿Qué tienen esas especies que no podamos tener nosotros? ¿Cuál es su fórmula?

De tortugas, cucarachas y ballenas

La primatóloga británica Jane Goodall es un ejemplo de vitalidad que parece desmentir al almanaque. Famosa por estudiar a los chimpancés durante medio siglo, muchos de ellos en la selva, a los 81 si-

---

8   Con cierto sentido del humor, los científicos la bautizaron Ming, por haber nacido durante el reinado de esa dinastía en China.

9   Magalhaes JP. Species selection in comparative studies of aging and antiaging research. En Conn M (Ed.) "Handbook of models for human aging". 2006. Elsevier. Pág. 16.

gue viajando 300 días por año para concientizar sobre el daño que el ser humano le causa al planeta. Cuando me enteré que volvía a visitar Buenos Aires, me acerqué al hotel porteño donde dio una conferencia de prensa y aproveché para preguntarle sobre cómo envejecen esos primates. "Igual que nosotros", me respondió. "Se vuelven más frágiles. Algunos se tienden a aislar".10 Compartimos con ellos el 96 por ciento del genoma. Son nuestros parientes evolutivamente más cercanos. Saben, como nosotros, usar herramientas. Y, sin embargo, la edad máxima que alcanzan es, apenas, 59 años. Y a menudo, no superan los 40.

Por supuesto que frenar el envejecimiento sería extraordinario, y hasta Goodall lo suscribiría. Pero, como lo pone en evidencia la comparación con el chimpancé, al ser humano no le va tan mal en términos de duración máxima de vida. Al menos, dentro del reino animal. Mientras que la mayor longevidad documentada de nuestra especie es 122 años[11], la mayoría de los otros mamíferos está lejos de ese récord. De acuerdo a los registros, el ratón doméstico vive, como máximo, 4; la ardilla común, 15; el koala, 22; el perro, 24; el tigre, 26; el león, 27; el vampiro, pese a la leyenda, 29; el gato, 30; el oso polar, 44; el caballo, 57; el hipopótamo, 61; el elefante, 65. Entre los mamíferos, sólo nos supera la ballena de Groenlandia (*Balaena mysticetus*), que parece pasar los 200 años sin rasgos visibles de envejecimiento.[12]

Incluso las tortugas, con fama de gran longevidad, se opacan a nuestro lado: de las 103 especies de quelonios con edades máximas certificadas, sólo cuatro tienen mayor duración de vida. "Harriet", una tortuga gigante de Galápagos supuestamente capturada por Charles Darwin, tenía una edad estimada de 176 años cuando falleció en un zoológico de Australia en 2006. "Tu'i Malila", una tortuga

10 Entrevista el 24 de noviembre de 2014, Buenos Aires.

11 La edad que tenía la francesa Jeanne Calment cuando murió en 1997. El dato fue certificado por el Libro Guinness de los Récords.

12 Los datos son verificados por An Age, un registro dirigido por el científico João Pedro de Magalhães. (http://genomics.senescence.info/species/).

de Madagascar que le regaló James Cook al rey de Tonga en 1777, habría llegado a los 188. Del resto de ese orden, más del 90% no supera los 50 años.[13]

Algunos peces exhiben una longevidad desmesurada, como varias especies de "pescados de roca" (rockfish), por lo general del norte del Pacífico, que pueden alcanzar los 80, 157 o incluso 205 años. Cuatro especies de esturión, de cuyas huevas se prepara el caviar, llegan a ser centenarias. Y un ejemplar de la anguila común se dice que pudo alcanzar el siglo y medio de vida. Pero la mayoría de los pescados que conocemos, antes de llegar a nuestros platos, hubieran muerto naturalmente a edades más modestas. Una sardina, como mucho, a los 15. Un salmón rosado, a los 3. Una merluza, entre los 12 y los 30. Una trucha, a los 38.

La mayoría de las aves o los insectos tampoco descuellan desde el punto de vista cronológico. Ni las palomas, el símbolo de la paz, ni los buitres, símbolo (injusto) de la crueldad o la avaricia, exceden las cuatro décadas… y eso si son muy afortunados. Varias especies de cucarachas, pertenecientes a una estirpe que habita desde hace 300 millones de años el planeta y a la que se le atribuye la capacidad de sobrevivir hasta a una guerra nuclear[14], nacen, crecen, se reproducen y mueren antes de que un bebé humano alcance a dar sus primeros pasos.

Es cierto que, si a menudo cuesta verificar la edad de las personas, la situación es más complicada cuando se trata de cuantificar la de animales. Las distorsiones y los mitos suelen ser fáciles de propagar y difíciles de comprobar. A fines del siglo XVIII, por citar un caso, el médico alemán Hufeland afirmó que el camello, "un animal delgado, activo y fortísimo", generalmente vivía hasta 50 años y podía cumplir los 100. Sin embargo, el máximo documentado para la especie, en cautiverio, es de apenas 35,4 años. Los records muy

---

13   La cifra surge del análisis de los registros de longevidad de An Age.

14   El entomólogo Howard Ensing Evans dijo alguna vez: "Si existen algunos principios subyacentes a la supervivencia a largo término, seguro que los hallamos en las cucarachas".

promocionados de "Old Billy", un caballo que habría relinchado hasta los 62, y "Big Bertha", una vaca que mugió hasta los 49, nunca pudieron ser verificados.

En cualquier caso, las comparaciones entre la duración de la vida de los humanos y la del resto de las especies tienen una larga tradición, y propiciaron, también, desde las primeras hasta las últimas teorías sobre el envejecimiento. En el siglo IV a.C., Aristóteles postuló que la longevidad de animales y plantas guarda relación con la capacidad de los cuerpos de preservar la correcta cantidad y proporción de humedad y calor interior. Esto explicaría por qué los organismos más grandes tienden a vivir más tiempo que los pequeños, aunque con una importante salvedad: también importa la calidad. La humedad tiene que ser caliente para que no se congele ni seque. "Es por esta razón que los seres humanos viven más tiempo que animales que son más grandes", concluyó.[15]

A comienzos del siglo XVII, el filósofo y científico Francis Bacon (1561-1626) también discurrió sobre la duración de la vida en plantas, animales y humanos. Señaló que todos los cuerpos contienen oculto un fluido sutil, "espíritu" o materia neumática (*corpus pneumaticum*). Y que la preservación de ese espíritu es, justamente, lo que previene el envejecimiento, la desecación y la muerte.[16] En ese sentido, no es de extrañar que una de sus recetas para prolongar la vida (de los humanos, que era lo que al fin de cuentas le importaba) consistiera en la oclusión de los poros del cuerpo por medio de aceites o baños fríos, aunque sus métodos también incluían dietas y purgas.

Un siglo y medio después de Bacon, George Leclerc, luego conde de Buffon (1707-1788), hizo otra propuesta revolucionaria: la dife-

---

15   El ensayo de Aristóteles, escrito hacia el 350 a.C., se titulaba "On youth, old age, life and death, and respiration". En Barnes J (Ed.). The complete works of Aristotle. 1984. Princeton: Princeton University Press. Vol 1. Pág. 745-63. (De juve) En siglos posteriores, Galeno, Avicena y Roger Bacon también asociarían el envejecimiento con la pérdida de la humedad innata.

16   Citado en Gaukroger S. Francis Bacon and the transformation of early-modern philosophy. 2001. Nueva York: Cambridge University Press. Pág. 96-98.

rente duración de la vida en los animales y humanos no se vincula con dietas, hábitos, climas o condiciones externas, sino con "leyes físicas" fijas. Buffon, quien, salvo bufón del rey, tuvo todas las profesiones (fue naturalista, matemático, cosmólogo, escritor y guardián de los Jardines Reales), retomó una observación de Aristóteles y relacionó la expectativa máxima de vida al nacer con el período destinado al crecimiento y desarrollo. "Una planta o un animal que toma poco tiempo para crecer, perece más rápido que otro que requiere mayor tiempo", escribió.

La longevidad, desde la perspectiva de Buffon, pasaba a ser un fenómeno estable y definido para cada especie, en el cual se interconectan los distintos relojes biológicos que marcan hitos de la vida. Dedujo, así, una fórmula: para calcular cuánto se puede esperar vivir, hay que multiplicar por seis o siete la edad en que se alcanza la madurez sexual. Si, por ejemplo, en el caballo eso ocurre a los 4 años, entonces tendrá una longevidad esperable de 25 a 30.

En el humano, el veredicto del erudito francés es implacable: dado que llega a la pubertad a los 14, podrá vivir 14x7=98 años, casi 100. Los números le cerraban con la evidencia. En todas las razas y niveles sociales, señaló, es muy difícil superar esa edad. Es el límite inexorable que determina la naturaleza.[17] ¿Los patriarcas bíblicos vivieron más de 900 años? Bueno, seguramente tuvieron la pubertad después de los 100. Los números no podían mentir.

De la ley de la gravedad... a la ley de la mortalidad

La fórmula de Buffon del límite de la vida, en rigor, no aplicaba bien para varias especies, más allá de que algunas manipulaciones

---

17 Otros científicos y médicos trataron posteriormente de hacer ajustes a su fórmula. M. Flourens, por ejemplo, consideró en 1855 que había que tomar en cuenta el tiempo que tardaba la epífisis de los huesos largos en unirse con los huesos, y multiplicar esa edad por cinco. En los humanos, la cuenta sería 20x5=100 años. Para Hufeland, en cambio, había que multiplicar el tiempo en que se deja de crecer por ocho, lo cual, en humanos, ponía el nuevo límite en 200.

"ad hoc" de los datos o de los supuestos permitían ajustar los cálculos. Como dijo Mark Twain, "los hechos son obstinados, pero las estadísticas son más flexibles".

Sin embargo, Buffon tuvo su primer apoyo matemático importante en 1825, cuando Benjamin Gompertz, un joven actuario de seguros británico, presentó una investigación ante la Royal Society de Londres. Gompertz había analizado datos sobre la mortalidad en su región y concluyó que, después de la pubertad, la resistencia de las personas a la muerte disminuye de manera exponencial con la edad. En términos más precisos, la probabilidad de morir a una edad dada se duplica cada diez años. Una persona de 25 años tiene el doble de riesgo de morir que una de 15, y una de 35, el doble que la de 25. Y así sucesivamente. Como en la leyenda de los granos de trigo en el tablero de ajedrez, en la que el rey debía colocar en cada una de las 64 casillas el doble de granos que en la precedente y al final no le alcanzaban todos los graneros del mundo, la presión de la parca se acelera a medida que se envejece. Si, a los 25, el riesgo de no llegar a cumplir 26 es de apenas 1 en 3.000, a los 90 la probabilidad de no soplar 91 velitas es de casi 1 en 4.[18]

Gompertz había alcanzado una meta: desarrollar una simple fórmula para calcular las anualidades de los seguros basándose en la edad. Pero cuando analizó los datos de otros países y períodos históricos, su entusiasmo creció: la pauta de mortalidad seguía siendo válida. Se convenció, entonces, de que no solamente había desarrollado una herramienta actuarial, sino que también había descubierto una ley fundamental sobre la vida y la muerte. Un equivalente vital (o funerario) a la ley de gravedad de Newton. En décadas y siglos posteriores, numerosos científicos han realizado intentos para com-

---

18 Kirkwood T. Deciphering death: a commentary on Gompertz (1825) 'On the nature of the function expressive of the law of human mortality, and on a new mode of determining the value of life contingencies'. 2015. Phil. Trans. R. Soc. B 2015 370 20140379; DOI: 10.1098/rstb.2014.0379. En rigor, Gompertz también comprobó que, después de los 92 años, el riesgo anual de mortalidad alcanza un "plateau" o nivel estable.

probar si la ley puede aplicarse a todos los animales, con algunos éxitos parciales.[19]

Con los conocimientos de la época, Gompertz no podía explicar la base biológica del fenómeno que había observado. Arriesgó, sí, que la pérdida de alguna "sustancia vital" en el trascurso de la vida limitaba la capacidad del cuerpo para oponerse a su propia destrucción. Su hipótesis explicativa suena a Aristóteles o Galeno, pero su enfoque probabilístico proyectó la gerontología al siglo XXI. Mientras Buffon creía que cualquier individuo de una especie tenía el potencial de vivir la misma cantidad de años, esto es, que existía un límite biológico que se podía aplicar a todos por igual, Gompertz rompió el ensueño y trajo un baño de realidad: el patrón de mortalidad depende de la edad y no todos tienen la misma chance de llegar a viejo.[20]

La ley de Gompertz también inspiró una medida objetiva del ritmo de envejecimiento: el tiempo de duplicación de la mortalidad. Mientras en los humanos, hoy, el riesgo de muerte se duplica cada ocho años, en la mosca de la fruta ese lapso es de apenas 10 días y, en el ratón, de 3 meses. Podría entonces decirse que un ratón envejece 25 veces más rápido que nuestra especie. O que Mickey, que está cerca de cumplir 90 años, en escala humana ya duplicaría la mítica edad de Matusalén. Sin embargo, como ya hemos visto, no todas las especies encajan en este patrón de declinación y muerte, tales como aquellas que tienen senescencia insignificante o hasta son inmortales, como algunas especies de hidras y medusas.[21]

---

19 Olshansky SJ y Carnes B. En busca de la inmortalidad.2001. Barcelona: Grijalbo. Pág. 98-103.

20 Olshansky SJ y Carnes B. In search of the holy grail of senescence. En Post S y Binstock R (Eds.). "The Fountain of Youth. Cultural, Scientific, and Ethical Perspectives on a Biomedical Goal". 2004. Nueva York: Oxford University Press. Pág. 135.

21 Al menos una especie de medusa, *Turriptosis nutricola*, parece tener la habilidad de volver al estado de pólipo en cualquier momento de su ciclo vital, transformándose así en una especie biológicamente inmortal. La hidra de agua dulce también puede esquivar la muerte: tiene la capacidad de regenerar

Los científicos hoy asumen que la divergencia etaria en el árbol de la vida responde a múltiples causas. Es cierto, como proponía Aristóteles, que las especies más grandes tienden a vivir más que las pequeñas (aunque, dentro de una misma especie, la situación puede ser la opuesta, como ocurre en caballos y perros). Que suelen ser más longevas aquellas con mayor relación entre el peso del cerebro y el resto del cuerpo. Que un entorno peligroso favorece una reproducción rápida, un envejecimiento prolongado y una muerte temprana. Y que ciertas ventajas ecológicas cruciales, como las alas en los murciélagos, prolongan la existencia.

En cambio, son más discutibles otras asociaciones propuestas. Una de ellas es que los animales con mayor actividad metabólica, medida, por ejemplo, por el número de latidos cardíacos, el consumo de oxígeno o la temperatura corporal, se "beben la vida" más rápido. Incluso, como observó en 1908 el fisiólogo alemán Max Rubner, los organismos parecen tener una cuota constante de energía en proporción al peso: una rata, que vive un máximo de cuatro años, consume a lo largo de su existencia las mismas calorías por gramo (200) que un hipopótamo, que llega a cincuentón. En lo que respecta a los latidos, el corazón de un ratón late en su corta vida tantas veces (1.000.000) como el de un veterano elefante.[22]

La teoría es seductora, e incluso fue explicada por la acción perjudicial de los radicales libres. Sin embargo, la regla tiene la importante excepción… de los humanos, que triplicamos o cuadruplicamos los valores de otros mamíferos. Peor aún: estudios recientes, después de ajustar los cálculos por el peso, no encontraron ningún vínculo entre la tasa metabólica y la longevidad, con la posible excepción de los marsupiales.[23] En otras palabras, la confusión deriva que el metabo-

---

un organismo nuevo a partir de un diminuto fragmento de su cuerpo (porque las células germinales no están restringidas al tejido gonadal).

22 Klarsfeld A y Revah F. The biology of death. Origins of mortality. 2004. Ithaca (Nueva York): Cornell University Press. Pág. 111-112.

23 Magalhaes JP, Costa J y Church G. An Analysis of the Relationship Between Metabolism, Developmental Schedules, and Longevity Using Phylogenetic Independent Contrasts.

lismo tiende a ser más bajo a medida que aumenta el tamaño. Así, atribuir al primero un efecto directo sobre la longevidad sería como culpar a la gente que sale a la mañana con paraguas de que llueva a la tarde: una variable que acompaña a otra (en este caso, el pronóstico de precipitaciones en la radio) pero que no incide de manera independiente sobre el resultado.

En todos los casos, ninguna de estas observaciones o relaciones explica el mecanismo fisiológico o molecular del envejecimiento. Ni tampoco su razón biológica. ¿Por qué la evolución "hizo" lo más difícil, fabricar un cuerpo, pero no se preocupó por conservarlo? ¿Por qué, como preguntaron los expertos Randy Ness y George Williams, "en un cuerpo tan exquisitamente diseñado hay mil desperfectos y debilidades que nos hacen vulnerables a las enfermedades"?[24] ¿Por qué todas nuestras células no pueden disfrutar de la aparente inmortalidad que sí tienen los óvulos y espermatozoides (y que se librarán de la extinción por cada uno de los hijos que nos sobrevivan)? Otra vez, estudios comparativos entre humanos y otras especies aportan nuevas pistas para entenderlo.

Las células inmortales... que no fueron

A lo largo del siglo XX se propusieron ¡más de 300 teorías! sobre la declinación orgánica con la edad, todas las cuales explican el fenómeno desde distintos ángulos y con diferentes evidencias que las respaldan. Pero ninguna aporta una visión satisfactoria de todo el proceso y, menos aún, ha conducido a enfoques prácticos efectivos para frenarlo (aunque existen muchas líneas de investigación promisorias). David P. Barash ha comparado el esfuerzo disperso de los científicos del envejecimiento con la parábola india de los ciegos que palpan un elefante: el que toca la pata cree que el animal es parecido a un pilar o un tronco de árbol; el que toca la cola, que es como una cuerda o una serpiente; el que toca el colmillo, que es como una

---

24 Ness R y Williams G. ¿Por qué enfermamos? 2000. Barcelona: Grijalbo Mondadori.

lanza o una reja de arado. Y así sucesivamente. Todos tienen en parte razón, pero todos están equivocados.

Grosso modo, existen dos grandes grupos de teorías del envejecimiento: las que lo atribuyen a la acumulación aleatoria de daños en las células o en el organismo, por ejemplo, por acción de los radicales libres, lo que afecta gradualmente su capacidad de reparación y replicación. Y las que lo asignan a los designios de un programa interno que digita la senescencia y la muerte, ya sea mediante la activación o apagado de determinados genes o la declinación pautada de hormonas y defensas inmunitarias. El médico argentino Ricardo Weschenfeller sintetiza esta última perspectiva determinista de manera elocuente: "La duración total del espacio-tiempo que se permanece en la Tierra está contenida en los más profundo del material celular".[25]

Todos estos enfoques teóricos tienen sus coherencias internas y sus talones de Aquiles. Sus defensores y detractores. Para complejizar (o aclarar) la cuestión, también existen teorías que combinan ingredientes e interpretan el proceso desde una perspectiva evolutiva.

Desde que Cinthya Kenyon, una bióloga molecular de la Universidad de California en San Francisco, descubrió a comienzos de los '90 que modificar un solo gen de una lombriz le permitía duplicar su duración de la vida, creció la convicción entre los científicos de que el envejecimiento es un fenómeno biológico que puede ser entendido o manipulado a escala del ADN. De hecho, varios grupos de investigadores trabajan buscando "genes de la longevidad" en poblaciones de centenarios. Sin embargo, la contribución relativa de los genes y el ambiente en los cambios asociados a la edad y la esperanza de vida tampoco está definida: para algunos especialistas, los mandatos del ADN tienen una importancia central; para otros, apenas explican el 25 por ciento.[26]

---

25 Weschenfeller R. Viva bien sus primeros 100 años. 2012. Buenos Aires: Ediciones B. Pág. 19.

26 En ese sentido, es interesante la declaración de Giuseppe Passarino, un genetista de la Universidad de Calabria que busca "genes de la longevidad" en centenarios que viven en pueblitos del sur de Italia. "Al final, los genes

Una primera observación es que no necesariamente aquello que favorece la longevidad o "eternidad" celular resulta beneficioso para todo el organismo. Henrietta Lacks, una mujer estadounidense pobre, negra y analfabeta que trabajaba en campos de tabaco, lo experimentó en carne propia. Lacks murió por un cáncer de útero en 1951, con cinco hijos y apenas 31 años. Pero sus células, bautizadas HeLa y extraídas sin su consentimiento de una muestra del tumor, siguen vivas y replicándose en cientos de laboratorios de investigación en todo el mundo. Alguien estimó que los científicos hicieron crecer 50 millones de toneladas de sus células, muchas más de las que hubo alguna vez en su cuerpo. Los familiares se consuelan: gracias a ellas, se pudieron hacer grandes avances en vacunas y tratamientos contra el cáncer, infecciones y otras enfermedades que acortan la vida. Sin embargo, la historia de la mujer que dio origen a esa línea celular permaneció oculta durante décadas. En 2001, una de sus hijas besó un vial que contenía células HeLa. "Eres famosa", susurró. "Sólo que nadie lo sabe".[27]

Las células de HeLa no son normales, sino malignas. Tienen mayor cantidad de cromosomas mutados. Y una enzima activada, llamada "telomerasa", que las impulsa a multiplicarse sin freno. Pero, durante mucho tiempo, se creyó que muchas otras células sanas del cuerpo podían tener una aptitud similar. Para la época en que Henrietta Lacks nació, un médico francés radicado en Estados Unidos, Alexis Carrel, Nobel de Medicina 1912 por sus trabajos pioneros en trasplante de vasos sanguíneos, ya estaba trabajando en el cultivo de células cardíacas de embriones de pollo. Y llegó a la conclusión de que eran potencialmente inmortales. Que se dividían de manera sostenida y sin signos de debilitamiento. Los experimentos de Carrel

---

probablemente sólo sean responsables del 25% de la longevidad. También está el ambiente, pero tampoco explica todo lo demás. Y no olviden el azar". (En Hall S. "Más allá de los 100". National Geographic en Español, Mayo de 2013, Pág. 6-25).

27 Skloot R. The immortal life of Henrietta Lacks. 2010. Nueva York: Crown Publishers.

fueron promocionados como un milagro de la medicina: los diarios y revistas de la época afirmaban que "la muerte quizás no sea inevitable" y consideraban que el medio de cultivo que usaba era un "elixir de la juventud".

El propio Carrel explicitó la opinión de que la longevidad sólo era deseable si extendiera la juventud y no la vejez, ya que significaría una carga para el resto de la población. Partidario de la eugenesia (mejoramiento genético de la especie), el controvertido investigador tenía sus propias ideas sobre quién debería beneficiarse en el caso de que se descubriera una fórmula para prolongar un estado saludable "hasta el umbral de la muerte". "¿Por qué incrementar la vida de personas que son infelices, egoístas, estúpidas o inútiles? Es la calidad de los seres humanos lo que importa, no su cantidad", espetó.

Pero el problema con Carrel no sólo fue solamente de índole moral, sino también técnico. Dos años después de su muerte, en 1944, también fenecieron sus células "inmortales" de embriones de pollo, lo cual despertó comprensibles sospechas. De hecho, los científicos nunca más pudieron reproducir el éxito de sus experimentos[28]. Aunque, embarcado en ese intento, a comienzos de los '60 un microbiólogo del Instituto Wistar (Estados Unidos), Leonard Hayflick, efectuó un hallazgo aún más impactante: las células humanas atraviesan un número fijo de divisiones, y luego, simplemente, mueren. Como si se tratara de una cuenta regresiva.

El luego llamado "límite de Hayflick" también se verifica en distintas especies y depende del tipo de célula considerado: mientras hay algunas que se reproducen con celeridad, como las de la piel, hay otras, como las neuronas, que tienen la parsimonia de un condenado que va camino a la guillotina. Pero, en cualquier caso, la cifra es una constante que define la pertenencia de la célula a determinado órgano y especie. Solamente las células tumorales, como las HeLa, pueden rebasar ese tope biológico.

---

28 Más allá de las sospechas de que Carrel hubiera mentido, lo más probable es que de manera inadvertida haya estado aportando células frescas a sus cultivos cuando les agregaba suero con el objeto de nutrirlas.

El hallazgo tuvo un gran impacto en la búsqueda de comprender y manipular los mecanismos moleculares del envejecimiento, y figura entre los trabajos científicos más citados por otros colegas, lo que se considera una medida de su impacto o influencia[29]. Por ejemplo, décadas más tarde se identificó que los extremos de los cromosomas tienen una suerte de capuchón, llamado telómero, que participa en la duplicación y estabilidad del ADN. Lo llamativo es que los telómeros se acortan con cada mitosis o división, lo que podría explicar la senescencia de las células y la hora señalada para su muerte. La longitud de los telómeros funcionaría, entonces, como un "reloj mitótico" o indicador de la carga de la batería. En sentido inverso, hay un enzima que repara o fabrica nuevos segmentos de los telómeros, denominada telomerasa, aunque su efecto va decayendo con la edad. Y cuando no lo hace, los resultados pueden ser catastróficos: contribuye a la formación y perpetuación de las células tumorales. Intentar prolongar la edad mediante la activación de la telomerasa es, entonces, un arma de doble filo.[30]

El límite de replicaciones, de todos modos, no predice de manera directa la longevidad de una especie. Hay células del ratón que pueden duplicarse más de 500 veces, mientras que las nuestras alcanzan entre 50 y 70 divisiones. Pero de un modo que todavía no se alcanza a comprender bien, Hayflick sostiene que aquellas alteraciones celulares que se observan en las placas de cultivo o bajo el microscopio reflejan la declinación fisiológica y funcional del cuerpo. "Muchos de los cientos y cientos de cambios que sufren las células humanas sanas a medida que se acercan al límite de su capacidad de replicación, son similares a los cambios que ocurren en los seres humanos a medida que envejecemos", puntualiza.

---

29 Shay J y Wright W. Hayflick, his limit, and celular aging. Nat Rev Mol Cell Biol. 2000 Oct;1(1):72-6. El paper original de Hayflick, publicado en la revista "Experimental Cell Research", fue citado alrededor de 3.000 veces entre 1961 y 1999. Esa es una cantidad de referencias que sólo alcanza 1 de cada 135.000 papers.

30 Veronesi U. Longevidad. 2013. Buenos Aires: Adriana Hidalgo Editora. Pág. 30-31.

Para Hayflick, quien hoy tiene 88 años, es necesario indagar mejor en el proceso y no confundir el envejecimiento con los "determinantes de la longevidad". Lo grafica con una analogía. Si uno se compra un Mercedes Benz de 100.000 dólares, espera circular sin necesidad de llevarlo al taller al menos durante 10 años. En cambio, si uno adquiere un Yugo [un pequeño auto yugoslavo de dudosa reputación] por la décima parte de ese precio, las expectativas serán más modestas. En cualquier caso, sobre ambos vehículos, una vez que dejan la concesionaria, opera el mismo proceso de envejecimiento o pérdida de la integridad molecular. Aunque es probable que el deterioro empiece antes y sea más profundo en el Yugo que en el Mercedes, porque sus determinantes de longevidad son diferentes, afirma.

El actual profesor de anatomía en la Universidad de California añade que la pregunta que habría que hacerse y todavía no tiene respuesta es: ¿por qué las células viejas son más vulnerables a patologías que aquellas jóvenes? "Descubrirlo debería ser el objetivo de la investigación en este campo, no prolongar la vida", subraya.[31] En otros términos: es preferible indagar por qué, con el tiempo, las piezas del auto se vuelven más propensas a deterioros, antes que concentrarse en procurar que ruede durante décadas sin prestar atención a los chirridos de la carrocería, el humo negro del caño de escape, la falla de los frenos, las grietas de la pintura y los ruegos a Dios cada mañana para lograr que el motor arranque.

Las arrugas de Darwin

La analogía automotriz de Hayflick me hizo acordar al primer auto que compré, junto con mi hermano, a los 23 años. Era un viejo Fiat147, marrón y con un manchón de óxido en el capó, al que bautizamos irónicamente "La máquina". Nos turnábamos para usar-

---

31 Brown D. Pushing the Limit: An Interview with Dr. Leonard Hayflick. 2011. Accesible online en: mavericksofthemind.com/leonard-hayflick-ph-d#sthash. PVJfn8Ry.dpuf

lo, una semana cada uno… y también para llevarlo a sus frecuentes citas con el mecánico. Uno de los primeros diagnósticos, que, en su momento, me parecieron tan abstrusos como una predicción de Nostradamus, es que tenía problemas "en la junta homocinética" y "en el buje de la cazoleta". Pero las patologías se fueron sumando en los meses posteriores. En algún punto, parecía que transitar los caminos no era su función, sino su utopía.

Puede plantearse una comparación inquietante. Según el concepto de obsolescencia programada, los fabricantes de autos y otros bienes de consumo planifican la vida útil de sus productos (como "La máquina") con fines de lucro: si duraran intactas para siempre, las empresas tendrían muchas más dificultades para vender un nuevo modelo a los clientes que ya compraron uno. Para un gurú del marketing, la obsolescencia programada no es un plan siniestro de las compañías, sino una expresión del trabajo de fuerzas tecnológicas y competitivas en una sociedad libre.[32] Una estrategia, podríamos decir, para la supervivencia de la empresa más apta.

De modo similar, hay científicos que creen que la evolución moldeó el envejecimiento y la longevidad con otro "propósito" definido: perpetuar la especie de manera eficiente. Aunque, en el camino, haya que desechar al individuo como a un Yugo destartalado.

El límite de Hayflick, por lo pronto, confirmó la predicción que un ardiente defensor de Darwin, el biólogo evolutivo alemán August Weissman, había formulado en 1892. ¡Setenta años antes! Weissman, quien estudió, por ejemplo, si parejas de ratones con la cola cortada tenían descendientes con la misma mutilación (por supuesto, comprobó que no), había anticipado que las células somáticas sólo se podían reproducir una cantidad limitada de veces. "La muerte sobreviene porque un tejido gastado no puede renovarse a sí mismo permanentemente, y porque la capacidad de incrementarse por medio de la división celular no es eterna, sino finita", escribió.[33]

32 Anónimo. "Planned obsolescence". The Economist, 23 de marzo de 2009. Accesible online: www.economist.com/node/13354332

33 Olshansky SJ y Carnes B. 2001. Ibíd. Pág. 62-3.

Pero Weissman también hizo otra afirmación audaz sobre el envejecimiento: argumentó que las divergencias en las edades de las distintas especies podían ser explicadas por factores ambientales (no solamente por las características físicas y químicas del organismo) y que existía un mecanismo de selección natural que eliminaba a los miembros viejos y "desgastados" de modo tal de liberar espacios y recursos para las generaciones más jóvenes.[34] Desde su perspectiva, la naturaleza favorece aquellas características que en el individuo sirven para el principal propósito de la vida: la reproducción. Y luego de cumplido ese cometido, "la existencia ilimitada sería un lujo sin su correspondiente ventaja".[35]

Medio siglo después, un zoólogo inglés que luego ganaría el Nobel, Peter Medawar, recogió algunas de las ideas de la selección natural de Weissman y planteó una de las primeras explicaciones modernas sobre la declinación física que acompaña la edad. Observó que, antes de mediados del siglo XVIII, muy pocas personas lograban sobrevivir lo suficiente para experimentar las consecuencias de la vejez. Analizó la situación de otros animales. Y dedujo que aquellos genes perjudiciales de acción temprana persisten menos tiempo en la población porque son "seleccionados negativamente", esto es, tienen menos probabilidad de transmitirse a la descendencia dado que afectan al individuo antes de su reproducción. En cambio, aquellos que se manifiestan en etapas más tardías de la vida no pueden ser eliminados (en la población) por la sencilla razón de que ya fueron transferidos a la siguiente generación. Tarde piaste.

Para Medawar, en síntesis, el envejecimiento es un "subproducto" de la selección natural. Las mutaciones genéticas nocivas que no se expresan antes de que termine el periodo reproductivo,

---

34 En las universidades alemanas de los tiempos de Weissman, los candidatos tenían que esperar la muerte de un profesor para acceder a un cargo. Quizás de allí provino la idea de su teoría.

35 Citado en Gavrilov L y Gavrilova N. Evolutionary Theories of Aging and Longevity. TheScientific World JOURNAL (2002) 2, 339–356.

produciendo desde el agrietamiento de la piel hasta la hipertensión y el alzhéimer, se acumulan y golpean al individuo cuando ya superó, en términos de Medawar, "su existencia ordinaria". Como si fueran los bandidos de un western, los achaques esperan pacientemente y van emboscando a su víctima sólo después de haber recorrido, digamos, más de la mitad del camino. Pero por ahora, la llamada "teoría de la acumulación de mutaciones" no ha sido completamente validada.

En las décadas posteriores se propusieron otras teorías evolutivas, cada una de las cuales avanza en la interpretación de los mecanismos posibles que operan en el proceso. Todas tienen datos que las respaldan, investigadores que las defienden y una proporción variable de inconsistencias. Pero ninguna explica por sí sola la complejidad del mecanismo.

La "teoría pleiotrópica antagonista", propuesta por George Williams en 1957, supone que existen genes que pueden cumplir una función beneficiosa en la juventud y negativa en fases tardías de la vida. Por ejemplo, muchos genes responsables de un cáncer que se diagnostica a los 60 años podrían relacionarse con la necesaria regulación del crecimiento y diferenciación celular en edades tempranas. El envejecimiento y la muerte, entonces, sería el precio a pagar por las ventajas para la reproducción, como es el caso del zángano que pierde la vida después de fertilizar a la reina.[36]

En tanto, la "teoría del soma desechable", formulada por el matemático y biólogo Tom Kirkwood en 1977, asume que las especies tienen que encontrar una solución de compromiso entre los recursos energéticos asignados para la reproducción y aquellos destinados a la protección y reparación del organismo. Y bajo la intensa presión de la selección natural, optan por lo primero: otorgan mayor prioridad al crecimiento y la reproducción que a la construcción de un organismo imperecedero.[37] El envejecimiento, entonces, está provo-

---

36 Sommer S. Según pasan los años. 2013. Buenos Aires: Capital Intelectual. Pág. 100.

37 Kirkwood T. ¿Por qué no somos inmortales? Investigación y Ciencia. Noviembre de 2010. Pág. 20-7.

cado por una acumulación gradual, a lo largo de la vida, de lesiones moleculares y celulares no reparadas, como si fuera el deterioro que sufre una ruta de alto tránsito que queda sin mantenimiento porque el presupuesto de obras públicas se destina a extender las nuevas bifurcaciones.

Otra teoría conocida es la del "ciclo de células reproductoras", de Craig Atwood y Richard Bowen, inicialmente presentada en 2004. Es una variante de la "pleiotrópica antagonista" pero, en lugar de genes buenos que se vuelven malos según pasan los años, se enfoca al rol de las hormonas: aquellas que favorecen la reproducción luego declinan con la edad, promoviendo la senescencia. Esta perspectiva explica, por ejemplo, por qué las mujeres con menopausia tardía padecen menos enfermedades asociadas a la vejez, como infartos u osteoporosis.[38]

Cuando Medawar presentó su teoría en 1952, en un breve libro de 24 páginas, concluyó con una afirmación osada: planteó que el origen y la evolución de la senescencia había dejado de ser un misterio genético insoluble.[39] Pero como cuando un futuro premio Nobel arriesgó en 1894 que la mayoría de los grandes principios de la física habían sido establecidos, Medawar pecó de un exceso de optimismo. Y entre los tantos enigmas que todavía persisten, no es menor la aplicabilidad de estas teorías evolutivas del envejecimiento a otros organismos que no sean animales. En particular, a las plantas. Y a especies como el pino longevo del comienzo de este capítulo, que a los 4.700 años puede tener un organismo tan joven como a los 27.[40]

---

38 Sommer S. 2013. Ibíd. Pág. 102.

39 Medawar P. An unsolved problema of biology. 1952. Bristol: Western Printing Service. Pág. 24.

40 El mecanismo de la supervivencia extrema del pino longevo no está dilucidado, pero algunos científicos suponen que se benefician de la transformación rejuvenecedora de las células madre que albergan en sus meristemos (tejidos responsables del crecimiento vegetal). Otros, en cambio, creen que podría actuar cierta población de células del meristemo, llamado "centro quiescente", que podría desacelerar la división de las células madres, previniendo que se acumu-

Los desafíos se multiplican como las arrugas de centenarios. Los científicos abocados a este tema podrán volverse viejos, podrán usar bastón, podrán encorvarse, podrán añorar los tiempos idos, pero nunca aburrirse.

len las mutaciones perjudiciales que aumentan con la edad. Ver Barras C. "The animals and plants that can live forever". BBC, 19 de junio de 2015. Accesible online: http://www.bbc.com/earth/story/20150622-can-anything-live-forever

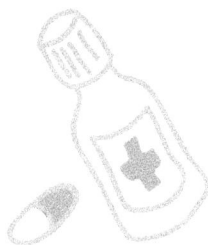

CAPÍTULO 5

Los gurúes del rejuvenecimiento

Algunos se contentan con ser apenas reyes, pero los verdaderos
ambiciosos quieren la inmortalidad.

Daniel Arias, "Eternidad maldita" (2009)

El Museo de Historia de la Medicina de Riga, la bella capital letona, en los países bálticos, invita a viajar en el tiempo. Una mañana tibia de mayo, pocas horas antes de tomar el vuelo de regreso a la Argentina, me sumergí en las diferentes exhibiciones de sus varias plantas: desde la recreación de un hospital medieval y una farmacia del siglo XIX hasta uno de los primeros equipos de rayos X, viejos tratados médicos y un mural que homenajea a los Premios Nobel (y en el que César Milstein, ¡ay!, figura como británico).

Sin embargo, nada me llamó más la atención que el cuerpo embalsamado de un perro con dos cabezas: el grotesco resultado de los experimentos de un controvertido pionero ruso de los trasplantes, Vladimir Démijov (1916-1998), quien entre 1954 y 1959 se empeñó en decapitar mascotas para luego "revivirlas" injertando la porción segmentada sobre el cuello de otro can receptor, por lo general, de una raza diferente. Démijov repitió 20 veces la intervención. Increíblemente, estos engendros o "zombis bicéfalos", como los definió un crítico, podían llegar a vivir un mes.

Nadie sabe cuál era el objetivo real de estas abominaciones. En un reciente tributo a Démijov por sus aportes a la investigación médica, incluyendo el primer bypass coronario en un animal, un cardiocirujano afirmó que los trasplantes de cabeza en perros fueron las únicas operaciones en su carrera que nunca podrían tener aplicación clínica.[1]

Sin embargo, hay quienes sospechan que Démijov, con sus macabros experimentos, quería demostrar que la reanimación era posible. Que la muerte podía retrasarse o evitarse si, en el momento del último suspiro, un cirujano audaz "reposicionaba" la cabeza en un cuerpo sano. Si no hubiera enfrentado el rechazo de sus colegas, ¿cuánto más hubiera avanzado en su proyecto? "La verdadera inmortalidad", comentó un lector del blog del gurú futurista Ray Kurzweil, "consistiría en remover la cabeza y mantenerla funcionando después de que el cuerpo falla en conservar la vida".[2] El audaz investigador ruso probó que eso era posible, o, por lo menos, dio los primeros pasos para demostrarlo.

Sin llegar a los crueles extremos de Démijov, a lo largo de la historia hubo cientos de filósofos, profetas, charlatanes, médicos y científicos que postularon diversos métodos o estrategias para incrementar la longevidad o recuperar la juventud. Sus fórmulas pueden ser hoy consideradas utópicas, rebuscadas, estrafalarias, escabrosas, fantasiosas o incluso razonables desde la óptica de la ciencia moderna. En muchos casos, tenían un alto poder de persuasión y una teoría explicativa audaz pero verosímil para los cánones de sus respectivas épocas. Varios, sobre todo a partir de finales del siglo XIX, exhibieron credenciales académicas o prácticas. Buscaron el respeto y reconocimiento de sus colegas, aunque más a menudo fueron ridiculizados u olvidados. Unos pocos crearon imperios que, incluso después de su muerte, todavía facturan millones de dólares al año.

Todos consolidaron la idea de que la batalla contra la vejez podía librarse, con las armas adecuadas. Aún en los casos en que sus métodos pudieran ser "flojos de papeles" desde el punto de vista de la evidencia moderna, tenían confianza en ellos. Y como George

---

1   Konstantinov IE. At the Cutting Edge of the Impossible: A Tribute to Vladimir P. Demikhov. *Texas Heart Institute Journal.* 2009;36(5):453-458.

2   Drew D. En www.kurzweilai.net/al-jazeera-futurist-i-will-reap-benefits-of-radical-life-extension

Constanza resumió en la serie Seinfeld: "Jerry, sólo recuerda, no es una mentira si tú la crees".

Platón y la "vuelta atrás" de Benjamin Button

Dos amantes, tendidos en la cama, proyectan su relación en el futuro. "¿Aun me amarás cuando mi piel se arrugue y cuelgue?", le pregunta Daisy. Y Benjamin le responde: "¿Y tú lo harás cuando yo tenga acné? ¿O cuando moje la cama? ¿Y le tenga miedo a la oscuridad?". Es una situación extraña. Ella avizora naturalmente que, con el correr del tiempo, su cuerpo va a presentar los signos clásicos de la vejez. Para él, en cambio, la flecha de la vida está orientada en sentido opuesto: nació con el aspecto y las enfermedades de un anciano, y partir de entonces comenzó un proceso lento pero irreversible de rejuvenecimiento. La historia, por supuesto, corresponde a "La curiosa vida de Benjamin Button", la celebrada producción de Hollywood que tuvo 13 nominaciones al Oscar.[3] En una de las escenas finales, Daisy, una señora de cabellos canos, mece en sus brazos a Benjamin, que es un bebé.

Se ha señalado que el Benjamin Button de la vida real se llamaba Sam Berns, un estudiante de Massachusetts que, en 2014, murió a los 17 años con una rara enfermedad genética (progeria) que lo hacía aparentar varias décadas más edad de la que tenía. Sin embargo, existe una analogía más adecuada con el derrotero inverso del viejo hacia la infancia. Y es, nada más ni nada menos, que una historia que cuenta Platón en una página de "Político", uno de sus diálogos, en el siglo IV a.C. Según cuenta uno de los personajes, un filósofo extranjero, Dios puede revertir el sentido del cosmos, pudiendo pro-

---

3   La película, dirigida por David Fincher y protagonizada por Brad Pitt y Cate Blanchett, está inspirada en un cuento de F. Scott Fitzgerald del mismo nombre. Como suele suceder, la historia original tiene varias diferencias con su versión cinematográfica. En el relato de 1922, por ejemplo, Benjamin nace con una larga barba color humo. Prefiere fumar puros a jugar con el sonajero. Y cuando ese mismo día le pregunta al padre qué nombre le va a poner, el señor Button gruñe: "No sé. Creo que te llamaremos Matusalén".

ducir un "movimiento retrógrado del mundo". Pero no se trata sólo de la orientación de las órbitas. Las consecuencias de este fenómeno, cuando se produce, son extraordinarias: los cabellos blancos de los ancianos se vuelven negros; las mejillas de los que no tenían barba recobran la tersura juvenil; y los miembros de los jóvenes, "más tiernos y más reducidos día a día y noche a noche", toman la forma de los de un recién nacido. Pero en la mirada del filósofo de Platón, el proceso es como un péndulo oscilante: "Si los ancianos volvían a las formas de la juventud, era natural que los que habían muerto y estaban enterrados resucitaran". Y así el mundo recobraba su sentido original.[4]

El corolario es maravilloso. Platón, el gran filósofo griego, había propuesto casi de pasada uno de los primeros métodos efectivos para rejuvenecer, aunque, eso sí, con tres contras importantes: el proceso no se frenaba sino en la primera infancia[5]; en términos absolutos, la cantidad de años de vida no se modificaban (aunque se vivían al revés); y dependía de la intervención divina. Como en el caso de Benjamin Button, volver atrás el reloj no respondía a una decisión individual sino a un designio externo.

El método platónico tenía demasiados defectos: debía haber otras maneras de conservar la juventud y también de prolongar la existencia. Y la humanidad se encargaría, tenazmente, de explorarlas a lo largo de los siglos.

Francis Bacon y el calor de las vírgenes

Cuando el veterano magnate petrolero James Howard Marshall II, de 89 años, se casó con una ex conejita de Playboy de 26, Anne Ni-

---

4   Platón. Obras completas (Tomo VI). 1872. Madrid: Medina y Navarro. Pág. 50. Accesible en: http://www.filosofia.org/cla/pla/img/azf06009.pdf

5   Mark Twain soñaba con un rejuvenecimiento más controlado: "El mundo sería infinitamente más feliz si pudiéramos nacer con 80 años y aproximarnos gradualmente a los 18", escribió. En una canción de 1971, "Los americanos", popularizada también por Piero, Alberto Cortez ironiza que los estadounidenses "nacen ancianos y van *enniñeciendo* a través de la vida".

cole Smith, todo el mundo dio por sentado que la única motivación de la voluptuosa rubia era pecuniaria. Pero tal vez se pueda valorar el enlace desde otra perspectiva. ¿Por qué no pensar que el viejo Marshall, en realidad, también tenía como principal motivación "absorber" el espíritu de la joven para prolongar su vida?

Este tipo de interacción, al fin de cuentas, tiene un nombre médico y una tradición bíblica. Se llama "sunamitismo", y define originalmente la práctica de que un anciano duerma junto a una joven con el objeto de revitalizarse y retrasar la muerte[6]. El método no supone una relación de tipo sexual. El término deriva de un fragmento del Antiguo Testamento, que relata los últimos años del Rey David. Como no había manera de que entrara en calor, los criados salieron a buscar una moza virgen para que lo abrigara y durmiera junto a él, transmitiéndole su aliento vital. Y encontraron a una tal Abisag, la sunamita, nativa de la ciudad cananea de Sunem, "que era muy hermosa, calentaba al rey y le servía".[7] Se presume que el procedimiento tuvo efecto. Sin embargo, ellos "no se conocieron" entre sí, digamos, de una manera más íntima.

La estrategia fue preconizada alegremente en tiempos posteriores. En el siglo XVII, el filósofo, político y ensayista inglés Francis Bacon (1561-1626) dedicó una extensa obra, *Historia vitae et mortis*, a la cuestión de la prolongación de la vida. Bacon consideraba que la longevidad humana no dependía de designios divinos sino de causas naturales, y se propuso llevar la filosofía a la práctica: reconquistar a través de la ciencia el dominio perdido de la naturaleza.[8] En particular, romper con las barreras de la edad.

---

6 En el caso de la pareja Marshall-Smith, los resultados fueron deslucidos: los felices tortolitos ni siquiera vivieron juntos, no compartieron cama, de sexo ni hablar y el millonario falleció apenas 14 meses después del matrimonio. En gerontología moderna, el sunamitismo tiene una acepción más amplia: es el apoyo a los ancianos por equipos juveniles que les estimulan con su interés, su ayuda, canciones, bailes, etcétera.

7 Libro de los Reyes. Capítulo 1 del Antiguo Testamento.

8 Zaterka L. Francis Bacon e a questão da longevidade humana. *Sci. stud.* [online]. 2015, vol.13, n.3 [cited 2016-04-20], pp.495-517. Accesible en www.scielo.br/scielo.php?script=sci_arttext&pid=S1678-31662015000300495&lng=en&nrm=iso. http://dx.doi.org/10.1590/S1678-31662015000300002.

En la obra, Bacon aceptó la práctica del Rey David, aunque deslizó que, a la manera de las vírgenes persas, Abisag "debería haber sido perfumada con mirra y otros ingredientes (…) para aumentar las virtudes protectoras que se esperaban del calor de su cuerpo". Bacon también citó el caso del anciano Barbarroja, el emperador del Sacro Imperio Romano Germano en el siglo XII, quien habría seguido la recomendación de un médico judío de ponerse niños jóvenes sobre el pecho para calentarse y preservar su salud. Y consignó que las mascotas también podrían servir para ese propósito. [9]

Pero los beneficios no se limitaban al calor, claro. Y Bacon abrió el camino de la ciencia moderna para intentar explicarlo. Los estudiosos comenzaron a postular que el "principio activo" de la terapia eran ciertas sustancias vitales en el aliento de las personas jóvenes, en especial, mujeres. Un alquimista italiano del siglo XVI recomendaba condensar el aliento de cinco vírgenes menores de trece años en una especie de "elixir de la vida" que, administrado en gotas, atacaba y destruía la causa de las enfermedades.[10] En 1742, un médico alemán recogió una sesuda teoría del siglo precedente y escribió una sátira en la que el protagonista lograba vivir 115 años y 5 días inhalando ciertas sales volátiles procedentes de la respiración de niños y jóvenes, en especial del sexo femenino.[11]

Esas sales u otros principios nunca se aislaron, pero reputados doctores siguieron indicando la práctica a sus pacientes durante los dos siglos posteriores. El holandés Hermann Boerhaave (1668-1738), por caso, le recomendó a un decrépito burgomaestre de Am-

---

9   Bacon F. The Works (Vol. XI). 1815. Londres: M.Jones, Paterncster-Row. Pág. 202-203.

10 Citado en Barash D. Ibíd. Pág. 20. El alquimista incluso detallaba la forma de recoger y condensar el aliento mediante una vasija de cuello alargado que debía colocarse sobre la boca de un orificio en la pared de la habitación donde las vírgenes dormían.

11 Roos AM. Johann Heinrich Cohausen (1665–1750), Salt Iatrochemistry, and Theories of Longevity in his Satire, *Hermippus Redivivus* (1742). *Medical History*. 2007;51(2):181-200.

sterdam que durmiera entre dos doncellas para lograr un "incremento visible del vigor y la actividad".[12]

Hasta que los escépticos, quizás para infortunio de los seniles y algo verduzcos pacientes, comenzaron a tirar el método por tierra. A comienzos del siglo XVIII, por ejemplo, un médico se preguntaba atinadamente por qué podría ser ventajoso para otros algo que el propio cuerpo se veía obligado a eliminar con la exhalación. Y llegaba a la conclusión de que los beneficios, si existían, debían atribuirse a "los efectos sorprendentes de la imaginación sobre el cuerpo".[13] En otras palabras, al nunca bien ponderado "efecto placebo", sin cuya existencia tantas patrañas quedarían en el camino.

El enigmático Preste Juan y sus aguas inmortales

Hace más de una década, preparando una nota sobre adultos mayores para la revista de la Organización Panamericana de la Salud, visité con mi familia las termas de Villa Elisa, en Entre Ríos. No me había equivocado: más de la mitad de quienes disfrutaban de las aguas cálidas y salinas superaba los 60. Buscar testimonios era, bueno, como pescar en un acuario. Un matrimonio de más de 70 me contó, por ejemplo, que visitaba el lugar unas 20 veces al año para desinflamar los tobillos, calmar lumbalgias o mejorar la flexibilidad de las rodillas. "Tratamos de mantenernos tan activos como cuando éramos jóvenes", me dijeron.

En rigor de verdad, no eran originales: los baños en general han sido relacionados con la preservación de la salud, el rejuvenecimiento y hasta la juventud eterna en diferentes culturas y épocas. De acuerdo a un mito melanesio de Nueva Guinea, los antiguos seres humanos eran inmortales y lo único que debían hacer, cuando envejecían, eran sumergirse en el mar y cambiar la piel arrugada por otra

---

12   Hufeland C. Art of Prolonging Life. 1870. Philadelphia: Lindsay & Blakiston. Pág. 5

13   Willich AFM. En Cowherd W (Ed.). "Facts Authentic in Science and Religion". 1818. Manchester: Academic Press. Pág. 348.

de jovencito o jovencita.[14] En el siglo V a.C., Heródoto postulaba que el sol y el agua de mar eran "remedios soberanos para la mayoría de las enfermedades" y, también, que los etíopes conocían una fuente que les dejaba la piel blanda y lustrosa. Sería el uso de esa agua, especuló, lo que permite que los etíopes vivan 120 o más años.[15]

A partir del siglo XVIII, creció la popularidad de la hidroterapia, en especial en Europa. Excitado con los resultados terapéuticos que observó con baños de agua fría en Alemania, un médico belga arriesgó el siguiente pronóstico: "El agua va a curar todo lo que la medicina pueda curar. Llegará el día en que la gente, cuando hable de medicamentos, se referirá a ellos como hace con otros objetos que el tiempo ha vuelto obsoletos".[16] En la Rusia comunista, la controvertida científica Olga Lepeshínskaya impulsaba las bondades de los baños alcalinos con bicarbonato de sodio para dar marcha atrás el reloj. Y como era una protegida de Lenin y Stalin, no había muchos que se animaran a contradecirla. [17]

De todos modos, si se trata de termas rejuvenecedoras, ninguna supera la fama de la elusiva "fuente de la eterna juventud": el mítico

---

14 La historia fue recogida por Bronislaw Malinowski en su libro "Magia, ciencia y religión". 1994. Barcelona: Planeta Agostini. Pág. 146-148. Malinowski cuenta que el método funcionaba muy bien hasta que un incidente familiar funesto, en apariencia trivial, echó la inmortalidad por la borda. Resulta que una nieta no logró reconocer a su abuela que acababa de rejuvenecerse y, asustada, la echó del lugar. Rencorosa, la mujer volvió a colocarse la piel vieja (que había quedado enganchada de un arbusto) y le espetó a la niña: "Está bien. Tú te volverás vieja y yo me moriré". Y así fue.

15 "Thalasso in antiquity". Accesible en: www.france-thalasso.com/Thalasso-in-antiquity. Heródoto. The history of Herodotus. 440 a.C. Accesible en: classics.mit.edu/Herodotus/history.3.iii.html

16 Citado en Claridge RT. Hydropathy; or the cold wáter cure as practised by Vincent Priessnitz, at Gräefenberg. 1842. Londres: James Madden and Co. Pág. 48.

17 La bióloga Lepeshínskaya (1871-1963) fue militante del Partido Comunista desde su fundación en 1898. Rechazó la genética "burguesa" y defendió la absurda idea de que las células podían originarse desde materia inanimada. El único efecto demostrado de su método de rejuvenecimiento fue que el bicarbonato desapareció temporariamente de las tiendas, según contó con acidez su colega Yákov Rappoport (En la revista Sputnik, Julio de 1989, Pág. 90-93).

tesoro que le confería la inmortalidad a quien pudiera beber de sus aguas o bañarse en ellas. Uno de los registros más antiguos de la fuente procede del *Majabhárata,* un extenso texto mitológico-épico de la India que, al igual que la epopeya de Gilgamesh, se hunde en los orígenes de la civilización.[18] Otro de quienes habría conocido sus propiedades, según la leyenda, es Alejandro Magno, el gran conquistador de Macedonia. La historia, con distintas variantes, se propagó por toda Europa y el Medio Oriente durante la Edad Media. [19]

Pero, curiosamente, el primer gran difusor de la fuente de la eterna juventud fue una persona que nunca existió. El Preste (presbítero) Juan fue un extraño personaje que, en tiempos medievales, decía descender de los Reyes Magos y prometía ayuda para conquistar el Santo Sepulcro frente a la extensión del dominio musulmán. En su reino, al que llamaba "las Tres Indias", sostenía que se podían apreciar aves que transportaban bueyes a sus nidos, unicornios humanos con un ojo adelante y tres atrás, piedras preciosas y bosques idílicos. Claro, su historia nos interesa en este libro porque también aseguraba tener un "rio del paraíso" o fuente de la eterna juventud.

Preste Juan dio más precisiones de aquel manantial en una única carta que envió, alrededor del 1150, a emperadores, reyes y al mismo Papa: las aguas de la fuente contenían en sí todos los tipos de gusto y, quien las bebiera en tres ocasiones, "no va a sufrir

---

18 En uno de los relatos del *Majabhárata*, un rishí o sabio hinduista, Chiávana, se sumerge en las aguas milagrosas y emerge "sorprendentemente joven y con bellas formas".

19 El argumento más conocido de la leyenda es el siguiente: en los confines del mundo, el cocinero de Alejandro observa azorado cómo revive un pescado seco después de lavarlo en un arroyo o manantial de aguas brillantes. Pero en lugar de dar aviso, decide beber del agua y luego se la ofrece a una de las hijas del líder macedonio, de quien estaba enamorado. Cuando Alejandro descubre la maniobra, realizada a sus espaldas, toma una decisión drástica: expulsa a su hija a una vida solitaria en las montañas ("eres inmortal, ya no puedes vivir entre los hombres", le dice), y también tira al cocinero al fondo del mar con una piedra atada al cuello. En otras versiones posteriores, quienes prueban el agua de la fuente regresan a los 30 años, que son tres años menos de los que tenía Alejandro cuando murió.

enfermedades de ahí en más y quedará con 32 años de edad tanto tiempo como viva".[20] ¡Quien ofrece tantos detalles no puede estar mintiendo! El relato fantástico de la carta fue traducido a decenas de idiomas y enriquecido sucesivamente con otros mitos, lo cual encendió la ya de por sí propensa imaginación de los crédulos cristianos.

El terruño mágico de Preste Juan se transformó en una especie de cornucopia o paraíso terrenal que prometía resolver todas las penurias europeas. En los siguientes cuatro siglos, varias expediciones rastrearon su ubicación en Asia, África y el Nuevo Mundo. Llegó a aparecer en mapas de la época. Aunque ninguno encontró nunca el lugar porque, por supuesto, Preste Juan era una elaborada pero burda falsificación. Así que el Reino se esfumó tristemente y sin dejar rastros, salvo la legendaria carta que inspiró a miles de viajeros alrededor del mundo.[21]

Alexander Bogdanov y las huellas de Drácula

De alguna manera que los científicos no terminan de comprender, el ratoncito más joven rejuvenece a uno más viejo. Los experimentos se repiten y los resultados son los mismos. El corazón, el cerebro, los músculos y casi cualquier tejido marchito que se examina recobran nueva vida. El truco está en la sangre: ambos roedores comparten el sistema circulatorio, mediante una técnica quirúrgica conocida como "parabiosis". Por ahora, se trata de pruebas de laboratorio, pero las implicancias son extraordinarias. Al menos una compañía de California empezó ensayos clínicos con transfusiones de personas jóvenes en pacientes con Alzheimer. "Estamos volviendo atrás

---

20 Citado en Dathorne OR. "Mythical Belief versus Reality in Global Encounters". 1994. Wesport, Connecticut: Bergin & Garvey. Pág. 35.

21 Moledo L. Los mitos de la ciencia. 2008. Buenos Aires: Planeta. Pág. 160-162. Tal vez sea mejor que esas aguas milagrosas nunca salieran del territorio de la imaginación. El protagonista de "El inmortal" de Jorge Luis Borges, el tribuno romano Marco Flaminio Rufo, se arrepiente de haber tomado de un río cuyas aguas dan la inmortalidad y sale a buscar otro que la borre.

el reloj del envejecimiento", celebró el neurólogo que conduce el estudio.[22]

Mucho antes de que Drácula y otros vampiros de la literatura difundieran que la succión de sangre juvenil posibilita su subsistencia, se expandió la idea de que el fluido circulatorio alberga una especie de "esencia vital" que podía no sólo retrasar la muerte, sino también rejuvenecer el organismo.

En el mito de Medea, la bruja logra que Aesón vuelva 40 años atrás sacándole sangre vieja y reemplazándola con sus "jugos".[23] ¿Pero por qué no usar la sustancia original? Desde los tiempos de Galeno, el médico de gladiadores que luego ganó fama por sus escritos sobre el funcionamiento del cuerpo, se consideraba que la sangre se impregnaba del neuma o "espíritu vital" del aire y luego lo distribuía por todo el organismo.[24] Esa teoría, conocida como vitalismo, permeó la medicina de la época durante quince siglos.

Algunas derivaciones "terapéuticas" de esta doctrina resultan ser crueles en extremo. Se dice que la aristócrata húngara Erszébet Bathory (1560-1614), conocida como "la condesa sangrienta", bebió o se bañó con la sangre de cientos de jóvenes sirvientas o pupilas con el objeto de rejuvenecer o mantener su belleza.[25]

En los siglos posteriores, la forma más apropiada de aprovechar los principios vitales de la sangre resultaría ser, naturalmente, la transfusión. Los primeros experimentos en humanos arrancaron con sangre procedente de animales: en 1667, el francés Jean-Baptiste Denis, médico de Luis XIV, intentó apaciguar el "frenesí" de un loco (Antoine Mauroy) transfiriendo media taza del fluido desde la pata de un manso cordero.[26] De haberlo tenido a su alcance, habría

---

22 Scudellari M. Ageing research: Blood to blood. Nature 2015; 517: 426–429. doi:10.1038/517426a

23 Ovidio. La metamorfosis. Libro VII. Accesible en: www.edu.mec.gub.uy/biblioteca_digital/libros/o/Ovidio%20-%20Metamorfosis.pdf (Pág. 158-9).

24 Babini J. Historia de la medicina. 2000. Barcelona: Gedisa. Pág. 39-44.

25 Aracil M. 2002. Pág. 83.

26 Starr D. Historia de la sangre. Leyendas, ciencia y negocio. 2000. Barcelona: Ediciones B. Pág. 21-34. El procedimiento en Mauroy tuvo un éxito parcial.

tratado de mejorar la memoria de un anciano mediante el aporte de sangre de elefante.

Pero, después de que se prohibiera la práctica por algunos escándalos y resultados infortunados, tuvo que pasar un siglo y medio para que se realizaran transfusiones de persona a persona. El médico Hufeland, autor de un tratado ya citado sobre la longevidad, esperaba, en 1796, que algún día se prescribiera el procedimiento "sin reservas" con el objeto de contribuir al rejuvenecimiento y la prolongación de la vida. [27]

Alexander Bogdanov, un "renacentista" bolchevique ruso nacido en 1873, se encargaría de seguir el consejo. Fue médico, economista, filósofo, científico natural, poeta, profesor, político, revolucionario, pionero de la cibernética y escritor de ciencia ficción[28]. En 1908, publicó una curiosa novela, "Estrella roja", en la que anticipaba un estado soviético socialista en Marte. La revolución, que en Rusia tendría lugar en 1917, según la trama había ocurrido en el planeta rojo varios siglos atrás. Entre otras características de la sociedad marciana, los habitantes utilizan un novedoso sistema para prolongar la juventud mediante las transfusiones de sangre entre personas: "Si se observan las condiciones apropiadas, no conlleva peligro alguno. Simplemente, la sangre de una persona continúa viviendo en el cuerpo de la otra, causando una profunda renovación de todos los tejidos de su cuerpo".[29]

Lo más extraordinario es que Bogdanov no sólo imaginó en el papel ese método de rejuvenecimiento, sino que también decidió llevarlo a la práctica. En 1926, fundó en Moscú el Instituto Central

---

Después de dos transfusiones, se reportó que "el hombre que no solía hacer otra cosa que no fuera jurar y golpear (a su esposa)" había quedado curado de una manera espectacular. Pero con el tiempo volvieron las agresiones y la esposa, según dictaminó la justicia, lo terminó matando envenenándolo con arsénico.

27   Hufeland C. 1796. Ibíd.

28   Huestis DW. The life and death of Alexander Bogdanov, physician. J Med Biogr 1996; 4: 141-7.

29   Nevsky Prospects publicó en 2010 la primera traducción de la novela al español. En la obra, Bogdanov también anticipó asuntos tales como la automatización de la producción, la fusión atómica y hasta el cine en 3D.

de Hematología, el primero del mundo consagrado a las investigaciones sobre las transfusiones sanguíneas. Y, además, se lanzó gozoso al intercambio de sangre con sus alumnos. Cada vez que lo hacía, decía experimentar un efecto revitalizador. Estaba convencido de que de esa forma iba a lograr prolongar su vida. Un compañero llegó a escribir que "Bogdanov parecía diez años más joven". Pero después de la transfusión número doce, en abril de 1928, sufrió un rechazo inmunológico agudo, se le destruyeron los glóbulos rojos, perdió la función renal y falleció al cabo de quince días.[30] Tenía 55 años. Al menos lo había intentado, se consolaba en la agonía.

Al mismo tiempo, en un teatro de Broadway, lejos de aquel drama, el actor Bela Lugosi estaba interpretando por primera vez en su carrera el papel de Drácula. Pero esa es otra historia.[31]

Jolan Chang y las recetas sexuales del taoísmo

Un antiguo texto chino interpreta el encuentro amatorio de la siguiente manera: al unirse a la mujer, el hombre debe sentirse como un caballero sobre un caballo al galope, cabalgando sin riendas por una cornisa angosta, al lado de un precipicio cuyo fondo está plagado de puntas agudas. Si para Eduardo Galeano el orgasmo "matándonos nos nace", esa perspectiva oriental no permite pequeñas ni grandes muertes bajo ninguna circunstancia. Si el varón evita el abismo, esto es, conserva la simiente (el semen), lo aguarda la vida eterna o, al menos, una supervivencia prolongada.

Esa ha sido la prédica y la práctica de Jolan Chang (1917-2002): un sexólogo y filósofo nacido en Hangzhou que rescató y ayudó a

---

30   Starr D. 2000. Ibíd. Pág 95-96.

31   La asociación de la transfusión con el rejuvenecimiento no se extinguió en la Unión Soviética con la muerte de Bogdanov. Un colega ucraniano, Alexander Bogomoletz, consideraba en la década del '40 que la llegada de sangre ajena provocaba la precipitación de "elementos envejecidos del protoplasma", permitiendo un recambio beneficioso de la materia. "Conviene estudiar sus efectos sobre la prolongación de la vida", recomendó en su libro "Cómo alargar la vida. Vivir 150 años".

popularizar en Occidente viejas recetas taoístas para mejorar la vida sexual y la expectativa de vida.

Chang adoptó la medida personal de Sun Simiao, un famoso médico chino del siglo VI: una eyaculación cada cien coitos. Bien entrada en su séptima década de vida, se jactó en su libro "El Tao del amor y el sexo": "Con frecuencia los domingos hago el amor dos o tres veces por la mañana y luego salgo a pasear en bicicleta durante casi todo el día, unos 30 o 50 kilómetros, y por la noche vuelvo a hacer el amor antes de acostarme". [32] Su obra, editada en 1977, fue traducida a 16 lenguas.

Los taoístas, en rigor de verdad, fueron los primeros en desarrollar un esfuerzo sistemático destinado a prolongar la vida. Sus prédicas incluían costumbres alimentarias, técnicas de control de la respiración y el uso de hierbas, minerales y productos de origen animal, como tortugas o huevos. Pero de todas las recomendaciones, las más "heroicas" involucraban el dominio de las artes íntimas y el control eyaculatorio. El razonamiento de los taoístas era simple: "si en el semen del hombre radica el misterio de la vida, ese líquido no debía ser desparramado para vivir más tiempo y mejor", me explica Miguel Marlaire, un ingeniero argentino de 71 años que cursó la carrera de Estudios Orientales en la Universidad del Salvador, en Buenos Aires, se casó con una sexóloga y luego se convirtió en practicante y difusor de distintos enfoques de la sexualidad oriental.[33]

La doctrina del sexo inacabable suena extraña, aunque, como la mayoría de los sistemas de ideas, tiene alguna lógica interna. Ese semen que se revuelve, circula y no sale a la luz, apunta Marlaire, no servirá para concebir un hijo, pero sí para transmutar en energía y gestar un "feto espiritual": el reaseguro de la longevidad masculina. Se dice que hay maestros taoístas que, mediante la rigurosa observación de estas prácticas y el cultivo de la virtud, alcanzaron los 250 años de edad. O más.

---

32 Chang J. The Tao of Love and Sex. The Ancient Chinese Way to Ecstasy. 1977. Londres: Wildwood House; Nueva York: Dutton. Pág. 120.

33 Marlaire publicó en 2005 el libro "Tao Y Sexo. Erotismo, salud y larga vida". ¡Todo al precio de uno!

La estrategia, por supuesto, suena machista. El varón no sólo tiene que aprender a controlar la eyaculación para resguardar su "esencia", "energía seminal" o yang, sino que también, como si fuera una abeja sobre el néctar, debe libar o extraer la energía de la excitación femenina o yin. Y en la medida en que lo haga con mayor cantidad de mujeres, incluso en el mismo acto sexual, mejores serán los resultados. Un emperador llegó a tener 1200 concubinas. En una carta de 1973, Chang escribió: "Si un hombre pudiera amar cuidadosamente a 93 mujeres, podría vivir hasta los 10.000 años".[34]

El Sunuching, una recopilación taoísta que se remonta probablemente al período Han (siglo II a.C a II d.C), enumera las características sexuales de una buena pareja femenina: por ejemplo, debe segregar generosamente sus fluidos durante el coito, sudar, tener el monte de venus sin vello y la entrada de la vagina, alta. En otras palabras, debe estar preparada para fortalecer al varón con su yin sin pedir yang a cambio. Entrega absoluta. Chang llegó a sugerir que el varón que empieza a entrenarse en el arte del control eyaculatorio (un aprendizaje que demanda desde algunos meses hasta dos años) recurra, primero, a una mujer poco agraciada y de vagina amplia.

Sin embargo, popularizadores modernos de la práctica tienen una visión más atemperada y menos utilitaria. Para Daniel Reid, la sexualidad taoísta es como un "trueque" entre el yin y el yang: "el hombre sacrifica un mínimo de placer a corto plazo a cambio de los beneficios a largo plazo de la salud y la longevidad, mientras que la mujer disfruta de un completo placer sexual sin restricciones a cambio de cierta cantidad de sus abundantes suministros de esencia y energía".[35]

En otras palabras: yo te doy satisfacción, pero vos me das más años de vida. ¿O será un cuento chino?

---

34 Rocha LA. The way of sex: Joseph Needham and Jolan Chang. Stud Hist Philos Biol Biomed Sci. 2012 Sep;43(3):611-26. doi: 10.1016/j. shpsc.2012.04.002. Epub 2012 May 30.

35 Reid D. El Tao de la salud, el sexo y la larga vida. 1989. Barcelona: Urano. Pág. 284-90.

Thomas Lake Harris y la "respiración interior"

A nadie le gusta que la realidad arruine una buena doctrina. La muerte de quien promete la inmortalidad, la longevidad extrema o la salud de hierro nunca es buena propaganda para un método. Es casi una contradicción en sus propios términos. Si hubieran encontrado la fuente de la eterna juventud o una estrategia para librar una batalla decorosa, deberían ser los primeros en beneficiarse de ella.

En la segunda mitad del siglo XVIII, el médico escocés James Graham, que ganó fama y dinero ofreciendo una "quintaesencia de ambrosía etérea" y una "cama celestial magnética-eléctrica" que transmitía "influencias revitalizadoras y tonificantes", decepcionó a sus ex pacientes cuando terminó sus días en un asilo sin haber cumplido 50 años.

Más cerca en el tiempo, Jerome Rodale (1898-1971), el fundador de la revista Prevention y un activo defensor de los alimentos orgánicos que, aseguraba, le permitirían vivir hasta los 100 años, murió de un infarto durante una entrevista televisiva. Mayor estupor causó el final de James Fixx, el principal impulsor de la fiebre del running en Estados Unidos: tuvo la mala fortuna de sufrir un ataque cardíaco fulminante durante uno de sus trotes matinales, con apenas 52 años. En su libro "The complete guide of running", publicado en 1977, Fixx sostenía que "la mayoría de la evidencia sugiere con claridad que correr es más probable que aumente la longevidad".[36] Lo cual es cierto, aunque no haya sido su caso.

La historia del cardiólogo y nutricionista estadounidense Robert Atkins, quien se hizo famoso por promover una dieta heterodoxa con restricciones a los hidratos de carbono y vía libre a las proteínas y las grasas, también encierra una ironía similar. En uno de sus últimos libros, "Dr. Atkins' Age-Defying Diet" ("La dieta para desafiar

---

36 Gross J. James F. Fixx dies jogging; autor on running was 52. The New York Times, 22 de julio de 1984. Además de antecedentes familiares (su padre tuvo un primer infarto a los 35 años), la autopsia comprobó que Fixx tenía tres arterias coronarias ocluidas y habría necesitado un bypass.

la edad"), de 2001, aseguraba que la declinación física y mental del envejecimiento no era inevitable. "Al contrario", enfatizaba en la introducción. "Es posible lucir y sentirse bien durante una vida muy larga". No él. Al año siguiente tuvo un infarto. Y en 2003 falleció por las complicaciones de una caída, a los 72 años.[37]

Fue también el caso de Thomas Lake Harris. Cuando dio su último suspiro, el 23 de marzo de 1906, sus discípulos y seres queridos no le creyeron. ¿Acaso él no había encontrado el elixir de la vida eterna? Su muerte era inconcebible. Entonces se convencieron de que estaba, simplemente, durmiendo. Y esperaron ¡tres meses! antes de aceptar, resignados, que su sueño… sería eterno.

Quince años antes, después de muchos desvelos, Lake Harris había encontrado la fórmula infalible para superar "la tendencia universal hacia el deterioro físico y la muerte". Se lo contó exultante en una carta a un amigo: había descubierto "el secreto final, el método, la ley, el poder" para la resucitación y la restauración orgánica de las "multitudes de personas envejecidas y casi exhaustas".[38] Y no se trataba de meras teorías. Su propio cuerpo, se jactaba, había incorporado "la potencia y promesa de la inmortalidad psicofísica". A los 68 años, había recobrado el vigor de décadas anteriores. Incluso se casó por tercera vez. Estaba, como escribió, "en la juventud, primavera y mañana de una nueva existencia".[39]

Lake Harris no era médico, sino un místico, profeta y poeta estadounidense, nacido en 1823. Y su método para derrotar al almanaque se basaba en una estrategia de control de la respiración, a la que llamó "respiración interior", y que desde su perspectiva era una facultad que el ser humano había perdido después del pecado origi-

---

37 Para peor, la autopsia de Atkins revelaría luego un historial de infarto cardíaco, insuficiencia cardíaca congestiva e hipertensión.

38 Podmore F. Mesmerism and Christian Science. 1909. Filadelfia: G.W.Jacobs. Pág. 241.

39 "Literary Notes". Otago Witness. N° 2001, 30 de junio de 1892, Pág. 38. Accesible en: paperspast.natlib.govt.nz/cgi-bin/paperspast?a=d&d= OW18920630.2.113

nal.[40] La respiración interior, creía, permitiría recibir el hálito revitalizador de la Naturaleza Divina. Los seguidores de su culto, como suele suceder en estas circunstancias, no pusieron en duda la veracidad de su prédica. Y hasta se resistieron a tolerar el mentís postrero.

Élie Metchnikoff y su yogur búlgaro

En 1908, el microbiólogo ruso Élie Metchnikoff fue el noveno ganador del Nobel de Medicina. Pero su biografía en el sitio oficial de la fundación refleja más tormentos que glorias. Su primera esposa, Ludmila, aquejada de tuberculosis, estaba tan débil que dio el sí en silla de ruedas a la boda y murió cinco años después. Desconsolado, con problemas de vista y de trabajo en la universidad, intentó matarse con una sobredosis de opio. Se casó de nuevo, con Olga. Y cinco años más tarde, en 1880, su segunda cónyuge quedó al borde de la muerte por un ataque de tifus. Otra vez, el científico quiso quitarse la vida, pero esta vez de un modo más acorde a su profesión: inoculándose una espiroqueta (bacteria) letal. Volvió a fallar en su intento.

Aquel "fracaso", sin embargo, no sólo retrasó su sepelio sino que también le dejó una redituable inspiración para morar en la superficie de la tierra. Un par de años más tarde, hizo el descubrimiento que lo catapultó al panteón de la ciencia, y que explica la capacidad del cuerpo para resistir y vencer las enfermedades infecciosas.[41]

Pero Metchnikoff no era solamente un científico, sino también un cazador de quimeras. Su hallazgo de laboratorio transformó su talante mustio. No había sabido suicidarse, claro, ¿pero sería capaz

---

40   Podmore F. 1909. Ibíd. Pág. 240-1. Según un médico que lo examinó, el pecho de Lake Harris tenía una capacidad de expansión respiratoria que nunca antes había visto en otro paciente.

41   La biografía está accesible online en www.nobelprize.org/nobel_prizes/medicine/laureates/1908/mechnikov-bio.html. El descubrimiento por el cual sería premiado es el de la fagocitosis, esto es, el mecanismo por el cual los glóbulos blancos capturan y digieren partículas extrañas o nocivas. El primer paper sobre el tema lo publicó en 1883.

de extender su longevidad? Animado por esa expectativa, dedujo que existía una relación inversa entre el tamaño de los intestinos de distintos grupos de animales y la duración de la vida. La implicancia era clara: podría atribuirse el envejecimiento a la acumulación de toxinas que, por acción de las bacterias de la flora, va liberando el material de desecho a lo largo de su tránsito digestivo. A mayor recorrido de los restos nutricios hasta su expulsión fecal, mayor aceleración de la senectud. Llegó a visualizar que los intestinos eran una verdadera usina de putrefacción, un reservorio de gérmenes dañinos. El intestino grueso, en particular, era "un órgano superfluo en el organismo, cuya remoción podría tener resultados felices", postuló.

Por supuesto, la solución no era salir a extirpar porciones del tracto digestivo. Ni volcarse al vegetarianismo u otras dietas extremas, porque las bacterias nocivas no discriminaban entre sustratos. Razonó que, en cambio, lo mejor era alentar una especie de guerra civil microbiana. Sabía que ciertas bacterias, las que producen ácido láctico, logran frenar la putrefacción de los alimentos. Y que muchos campesinos búlgaros, de quienes se pensaba que superaban con facilidad los cien años, consumían abundante yogur o leche agria, aquella acidificada con fermentos lácticos. ¡Eureka! Uno más uno es dos. Para conservar la salud, frenar las nieves del tiempo y prolongar la vida hasta (quizás) los 150 años, todo lo que había que hacer era seguir ese ejemplo y tomar mucho yogur búlgaro.[42] Además, había que evitar los excesos, como el tabaco y el alcohol.

En sus "Ensayos optimistas" de 1907, un año antes de ganar el Nobel, Metchnikoff precisó los fundamentos de su fórmula: "La dependencia de los microbios intestinales de la alimentación vuelve posible adoptar medidas para modificar la flora de nuestro cuerpo y reemplazar los microbios dañinos por microbios útiles"[43]. Creía que

---

42 Las primeras referencias al producto como "yogur" datan del siglo VIII, palabra de origen turco que significa leche densa. Metchinoff también preconizaba el consumo de leche agria, otro lácteo preparado mediante la fermentación de lactobacilos.

43 Metchnikoff E. Optimistic studies. 1908. New York: PutmanYs Sons, 161-183.

un bacilo en particular, el *Lactobacillus bulgaricus*[44], aislado en 1905 por su joven colega búlgaro Stamen Grigorov, era el responsable de los beneficios, aunque más tarde se probó que no lograba colonizar el intestino.

La receta se volvió muy famosa en Europa y Estados Unidos. Y convenció a mucha gente de que podía combatir desde la artritis y la aterosclerosis hasta el cáncer. Proliferaron empresas que ofrecían desde polvos de bacilos búlgaros desecados para mezclar con leche hasta cremas de chocolate bañadas con tales microorganismos. El mismo Metchnikoff asesoró a la empresa argentina La Martona para que se lanzara el yogur en el país, en 1908[45].

Durante casi dos décadas, Metchnikoff trató de predicar con el ejemplo. Consumió cantidades impresionantes del yogur búlgaro y billones de bacilos lácticos, que agregaba diligente a vegetales y caldos. No le alcanzó. Falleció en 1916, tras pasar largos meses en cama por una insuficiencia cardíaca. Acababa de cumplir 71 años. Lo único que lamentó, hasta el final, fue haber empezado la dieta demasiado tarde. Tenía el optimismo de los pesimistas conversos. Dos días antes de morir, le dijo a Olga: "La ciencia va a resolver, algún día, los grandes problemas de la existencia".[46]

Serge Voronoff: el terror de los chimpancés

Las fotos no mienten. Antes, sir Arthur Evelyn Liardet era una persona vieja y decrépita, con rostro flácido, expresión de agobio y calvicie avanzada. Caminaba con bastón y tenía problemas de memo-

44 Desde 2014, la bacteria se conoce como Lactobacillus delbrueckii subsp. Bulgaricus.

45 Gómez F y Zubizarreta I. Vicente L. Casares y el nacimiento de la industria láctea: el caso La Martona. *Rev. inst. ideas* merc. (on line) Mayo 2013. N°58 pp. 19-46- El producto se llamó entonces "leche cuajada" y, según parece, no tuvo una recepción entusiasta de los porteños.

46 Tauber A y Chernyak L. Metchnikoff and the Origins of Immunology: From Metaphor to Theory. 1991. Nueva York: Oxford University Press. Pág 11-12.

ria. Ahora, la situación había cambiado: aunque seguía teniendo 74 años, lucía como si tuviera 50. Había recuperado la postura firme y los "brazos musculosos de un joven". Y su vida sexual, que había terminado doce años antes, tenía el desenfreno de sus tiempos mozos. "Era un hombre vigoroso y en plena posesión de sus facultades", según lo describieron.

¿Un milagro? No, el fruto de una audaz terapia que impulsó Serge Voronoff (1866-1951), un cirujano nacido en Rusia y formado en París. Tras capacitarse en técnicas de trasplante con Alexis Carrell, quien ganaría el Nobel de Medicina en 1912, el joven Voronoff trabajó durante catorce años en un hospital de El Cairo. Allí tuvo ocasión de conocer a los eunucos y observar varias de sus características, como obesidad, falta de pelo corporal, músculos flácidos, movimientos lentos, trastornos de memoria y muerte prematura. ¡Casi los mismos signos de la vejez! Llegó a una conclusión revolucionaria: las "secreciones internas" de los testículos no solamente cumplían una función sexual o reproductiva, sino también revitalizadora de todos los tejidos y sistemas del organismo.

El enfoque tenía antecedentes. A fines del siglo XIX, el fisiólogo francés Charles-Edouard Brown-Séquard, ya septuagenario, comenzó a inyectarse extractos de testículos de cachorros de perro y conejillo de Indias con el objeto de restaurar su vitalidad. Y los resultados fueron extraordinarios, tal cual anunció a sus colegas en 1889. Luego de tres inyecciones subcutáneas, aseguró en la revista "The Lancet", había recuperado la fuerza de los miembros de varios años antes, la agilidad intelectual y hasta la potencia en la "expulsión de la materia fecal". También se jactó de que la noche anterior había podido "hacer una visita" a su joven esposa, aunque el tratamiento cayó en descrédito pocos años después. [47]

47　Las noticias se difundieron con rapidez y la "organoterapia" u "opoterapia" se diseminó por Europa y Estados Unidos. Pero el entusiasmo de quienes se disponían a emularlo menguó al enterarse de que Brown-Séquard falleció pocos años después, en 1894, enfermo y deprimido. Hoy los científicos creen que los beneficios reportados son atribuibles a la sugestión o placebo. En 2002, endocrinólogos australianos prepararon extractos de cinco testículos caninos

Pero Voronoff no estaba para medias tintas. De regreso a París, y tras completar un centenar de experimentos "exitosos" en cabras, carneros, ovejas, caballos y toros, Voronoff concibió una estrategia rejuvenecedora más radical: trasplantes de testículos de jóvenes. Por supuesto, conseguir donantes no resultaba una tarea sencilla[48], así que decidió recurrir a especies más cercanas a los humanos: chimpancés y babuinos. La operación tenía que ser rápida. Había que realizar la castración antes de que el mono anestesiado "estuviera lo suficientemente recuperado como para clavar sus dientes en la mano de quien lo controla", advirtió el médico.[49] Luego se seccionaría el tejido glandular del simio para insertarlo en el interior de los testículos del paciente.

En la fría mañana del 2 de febrero de 1921, Liardet fue uno de los primeros pacientes humanos de Voronoff. Al año siguiente, presumió ante los periodistas que sus arrugas se habían desdibujado y el cabello había vuelto a crecer. La operación, dijo, se podía repetir hasta tres veces. "Esto me puede llevar a los 150 años", se entusiasmó. Por desgracia, el tratamiento había sido tan eficaz, enfatizó luego el cirujano, que el hombre también retomó vicios de la juventud, como los excesos alcohólicos. Contra esa "intemperancia", sostuvo, "el injerto no tenía efecto". Falleció el 4 de septiembre de 1923 por un ataque de delirium tremens, dos años y siete meses después del trasplante.[50]

A lo largo de esa década, el cirujano realizó al menos 44 trasplantes mono-hombre, casi la mitad de ellos en mayores de 60 años. Cobraba 5.000 dólares por operación y sus clientes incluían médi-

---

siguiendo la metodología del francés y comprobaron que la concentración alcanzada de testosterona (posible responsable del efecto) era cuatro órdenes de magnitud inferior a la necesaria para ejercer una actividad biológica (Med J Aust 2002; 177 (11): 678-679).

48   Según distintas fuentes, primero intentó conseguir los testículos de prisioneros jóvenes.

49   Citado en Brock P. Charlatan: America's Most Dangerous Huckster, the Man Who Pursued Him, and the Age of Flimflam. 2008. Crown/Archetype.

50   Voronoff S. Rejuvenation by grafting. 1925. Londres: G. Allen & Unwin. Pág. 78.

cos, ingenieros, hombres de letras, arquitectos y abogados, aunque, por supuesto, la gran mayoría prefería mantener el procedimiento en reserva. También trató a dos mujeres con injertos de ovario, una de ellas, una brasileña de San Pablo que, después de la intervención, logró fortalecer los músculos y recuperar el brillo y elasticidad de la piel. Tenía más de 50 años, pero parecía de 35, se ufanó el médico. [51]

El procedimiento causó sensación en el mundo, aunque también inquietud por la disponibilidad del insumo y, acaso, los eventuales efectos que podían tener los tejidos del mono en la conducta de los pacientes. El autor del procedimiento hizo numerosos viajes por el mundo para presentarlo y difundirlo. Decenas de cirujanos aplicaron su técnica en países tan diversos como Estados Unidos, Italia, Rusia y Chile. El 21 de abril de 1926, el cirujano Ricardo Spurr aplicó el método de Voronoff por primera vez en la Argentina: el paciente era un joven de 17 años con "facultades mentales rudimentarias". Spurr, quien era el director del Hospital Piñeyro de Buenos Aires, realizó una adaptación del procedimiento: en lugar de cortar en fetas el testículo de mono antes del injerto, decidió implantarlo entero. Una solución "a la argentina" que los diarios locales celebraron. A los pocos días, el paciente, que antes de la operación "no era capaz de decir qué había estado haciendo unas horas antes", ya podía dar "los mínimos detalles sobre sí mismo". Y a los tres meses, trabajaba en los jardines del hospital. Alentado por esos resultados, Spurr consideró que el trasplante podía servir no sólo para curar enfermedades sino también para contrarrestar la falta de vitalidad, especialmente sexual, de los ancianos.[52]

En 1928, el propio Voronoff hizo su primera visita a América del Sur. Dio conferencias en Brasil, a las que asistió, por supuesto, Spurr. Y para que no quedaran dudas sobre la infalibilidad de su técnica, operó a un ingeniero civil y empresario avicultor de Campiñas, Feliciano Ferreira de Moraes, de 60 años. Por desgracia, los resultados

---

51 Voronoff S. 1928 *The conquest of life*. New York: Brentano. Pág. 188.

52 Sarlo B. *La imaginación técnica*. Sueños modernos de la cultura argentina. Buenos Aires. Nueva Visión, 1992.

distaron de ser satisfactorios. Frente a los ojos atentos de la prensa, el candidato a rejuvenecer estuvo un mes internado, sin cambios físicos observables. Y luego tuvieron que intervenirlo de nuevo por un supuesto rechazo del injerto. El diario A Noite aprovechó para mofarse: "En el mejor de los casos, el ingeniero Moraes va a volver a su estado de vejez. ¡Nada más desagradable podría haberle pasado al paciente!".[53]

El notorio fracaso fue sólo el prenuncio: la estrella de Voronoff empezaría a apagarse lentamente. En 1930, el mismo año en que el médico de 64 se casó con una joven de 20, un estudió en animales trasplantados comprobó que los injertos no producían hormonas (ni tampoco las retenían en cantidades significativas). Un número creciente de médicos empezó a atribuir los supuestos beneficios del procedimiento a la sugestión. Algunos criticaban la necesidad de repetir la intervención cada seis meses. Y otros alertaron sobre el riesgo de que se transmitieran enfermedades de los monos a los humanos.[54] Las burlas en diarios satíricos, teatros y cabarets se profundizaron. En muchos cafés parisinos, había ceniceros que retrataban un mono que se cubría las partes íntimas y el texto: "No, Voronoff, ¡no me tendrás!".[55]

Tampoco tuvo el prestigio y el reconocimiento de los pares. Cuando Voronoff falleció en 1951, como consecuencia de la complicación de una caída, el obituario de The New York Times sostuvo que "pocos tomaban sus ideas seriamente". La denigración puede ser el lado B de la fama.

53 Cuperschmid E y Campo TPR de. Dr. Voronoff's curious glandular xeno-implants. *Hist. cienc. saude-Manguinhos* [online]. 2007, vol.14, n.3 pp. 737-760. Accesible online: http://www.scielo.br/scielo.php?script=sci_arttext&pid=S0104-59702007000300004&lng=en&nrm=iso

54 Hamilton D. A history of organ transplantation: ancient legends to modern practices. 2012. Pittsburgh: University of Pittsburgh Press. Pág 156. En años recientes, hubo quienes atribuyeron el origen de la epidemia del sida a los trasplantes de Voronoff, aunque esa acusación probó ser infundada.

55 Citado en Cooper D. y Lanza R. Xeno: The Promise of Transplanting Animal Organs into Humans. 2000. Nueva York: Oxford University Press. Pág. 25.

Paul Niehans y la aristocracia de las células

A orillas del lago Lemán, con vista a los imponentes nevados alpinos y en la misma ciudad de la Riviera suiza (Montreaux) donde se celebra un famoso festival de jazz, a cinco minutos en auto de la plaza donde Freddy Mercury tiene su estatua, y a diez del castillo medieval de Chillon que popularizó un poema de lord Byron, se levanta la clínica y spa La Prairie: una especie de templo de la revitalización y el rejuvenecimiento. Desde que abrió sus puertas en 1931, convocó a más de 80.000 pacientes de todo el mundo, incluyendo figuras de la talla de Winston Churchill, Marlene Dietrich, Frank Sinatra, Mick Jagger, Charles Chaplin, el emperador Hirohito, Christian Dior y Diego Maradona. ¡Hasta un desmejorado Pío XII recibió el tratamiento en el Vaticano! El programa de una semana para dar marcha atrás el reloj hoy cuesta 20.000 euros. La clínica "es inmaculada, prohibitivamente cara y orientada de manera inequívoca a resultados", sintetizó una periodista de Condé Nast Traveller, para quien La Prairie es uno de los pocos centros de salud en el mundo que merece el calificativo de "legendario"[56].

Además de los bellos paisajes de su entorno, el lujo de sus instalaciones, las propuestas estéticas de su spa, las pretensiones de exclusividad y la sonriente eficiencia de su personal, el secreto de La Prairie radica en un controvertido tratamiento descubierto por su fundador, un aristocrático y ambicioso médico suizo, Paul Niehans (1882-1971), nieto del emperador Federico III de Prusia. En 1952, Niehans se jactaba de que su revolucionaria terapia no sólo podía hacer frente a casi cualquier padecimiento orgánico, como la ceguera, la diabetes, el síndrome de Down, el cáncer o la homosexualidad (a la que consideraba una "aberración"), sino también, fundamentalmente, "la mitigación del deterioro del envejecimiento"[57]. También

---

56   Van der Post L. The £ 20.000 Spa Break that Actually Works. Mayo de 2015. Accesible online: www.cntraveller.com/recommended/spa-breaks/clinique-la-prairie-review

57   Niehans P. 20 Jahre Zellular-Therapie (Twenty Years of Cell Therapy). 1952. Berlin-Munich-Viena: Verlag Urban & Schwarzenberg.

afirmó que sólo elegía para tratar a aquellos pacientes "que representan un cierto valor para el mundo".

El mito de origen se remonta a 1931. Niehans, un ex médico del ejército que se había especializado en el incipiente campo de los trasplantes glandulares, fue convocado por un colega para asistir a una campesina de 60 cuyas paratiroides habían sido extirpadas accidentalmente en una operación. Dado que la mujer se encontraba muy débil para recibir un injerto, el suizo decidió inyectarle en el músculo torácico las glándulas paratiroides pulverizadas de un buey. La evolución de la paciente fue tan sorprendente que Niehans, entonces a punto de cumplir los 50, generalizó las implicancias y concibió una teoría y un método: si determinado órgano o sistema de órganos no funciona bien, basta con aplicarle extractos frescos de aquel órgano procedentes de algún animal joven o en etapa embrionaria, por lo general, corderos, para restaurar su funcionamiento[58]. "Las células jóvenes", postuló, "sirven a los cansados, los enfermos, los viejos y los débiles. (…) Mucha gente valiosa puede evitar así una existencia con discapacidad y disfrutar la vida de nuevo".

Había nacido lo que Niehans bautizó como "terapia celular", un enfoque de lógica atrayente para quienes no están versados en ciencia, pero cuya eficacia y seguridad nunca fue demostrada en publicaciones reconocidas. De hecho, bajo circunstancias ordinarias, las células del órgano de una especie no reemplazan a las de otra especie. Y, además, el procedimiento puede ocasionar alergias, rechazos u otras reacciones adversas, sin contar el riesgo de transmisión de enfermedades virales.[59] De todos modos, a juzgar por los escasos datos disponibles, la mayor amenaza del procedimiento de La Prairie es su ineficacia o inocuidad, aunque el fracaso pocas veces sea visible.[60]

---

58 Los apologistas vinculan esa teoría con los postulados de otro suizo del siglo XVI, Paracelso, para quien "lo símil cura lo símil".

59 Barrett S. Cellular therapy. 2003. Quackwatch. Accesible online: www.quackwatch.org/01QuackeryRelatedTopics/Cancer/cellular.html

60 El procedimiento moderno ahora se basa en la administración intramuscular u oral de extractos de hígado de fetos de una raza especial de cordero.

Después de todo, ¿quién no se siente mejor después de una semana de "mimos" y relax en un lujoso cinco estrellas de Suiza? ¿y quién está dispuesto a admitir un fiasco después de invertir tanto dinero?

Precavido, el médico no prometía la inmortalidad: "Si bien no se pueden agregar más años a la vida, se pueden devolver vida a los años", sostenía. Cuando falleció en 1971, a los 89 años, la revista suiza *L'Illustré* se preguntó si Niehans era un genio, un charlatán o un precursor.[61] Cuando se buscan milagros, quizás no conviene entrar tanto en detalles.

Ana Aslan y la anestesia del tiempo

En agosto de 1982, mientras médicos y gerontólogos de todo el mundo se reunían en Viena para una asamblea de la ONU sobre envejecimiento, el diario El País de España entrevistó a la doctora Ana Aslan, directora general del Instituto Nacional de Gerontología y Geriatría de Rumanía. Según la corresponsal, Aslan era entonces "una enjuta anciana de 85 años que avanza muy derecha y representa la edad que tiene. La lleva mejor que algunos de sus coetáneos y peor que otros, pero alegra su ancianidad con un ligero camisero de florecitas azules que deja ver un triángulo de encaje blanco por el hueco traicionero de un botón desabrochado". [62]

La referencia no era casual. La descripción no era ingenua. Desde hacía tres décadas, Aslan tomaba la fórmula que la había transformado en un emblema de los sueños rejuvenecedores: el Gerovital H3. Y no sólo ella lo hacía. En las décadas del '60 y '70, la promocionada lista de pacientes que disfrutaron de sus beneficios incluía a Marlene Dietrich (quien, según parece, probaba todo lo que andaba suelto para frenar los embates del tiempo), Konrad Adenauer, Kirk Douglas, Charles De Gaulle, Ho Chi Minh y Salvador Dalí. En 1975,

---

61 En la edición del 9 de septiembre de 1971.

62 Mari M. Ana Aslan: "Ignoro si el Gerovital se usa para combatir el absentismo laboral". El País (Madrid), 3 de agosto de 1982.

durante una visita oficial a varios países de América Latina, el dictador rumano Nicola Ceausescu, rojo de furia, se quejó a un asesor de que sus pares preferían hablar del tratamiento de la doctora Aslan antes que de política.[63]

De acuerdo a la página web del instituto en Bucharest, que hoy lleva el nombre de su ex directora, el producto sigue siendo un bálsamo milagroso en personas de la tercera edad: reduce la depresión y la ansiedad, aumenta las ganas de vivir, incrementa las capacidades físicas e intelectuales, disipa las manchas cutáneas, mejora el tono muscular y la movilidad de las articulaciones, reactiva el crecimiento de los cabellos y normaliza la presión arterial. Y si alguien tiene dudas, el establecimiento informa: "todas estas observaciones clínicas han sido verificadas por la experiencia".[64]

El ingrediente activo del tónico antiage de la doctora Aslan es la procaína: un anéstesico local sintetizado en 1905 y relacionado estructuralmente a la cocaína, pero sin sus efectos adictivos. Aslan, quien, según la historia oficial, decidió estudiar medicina y combatir el envejecimiento cuando perdió a su padre a los 13 años, empezó a experimentar con la droga a fines de la década del '40, especialmente en ensayos para prevenir o paliar la artritis en ratones de laboratorio. Pero cuando observó que los roedores no sólo mejoraban la movilidad de las articulaciones, sino que también recobraban peso y brillo, supuso que la actividad de la procaína podía ser más amplia. En lugar de acertar un color en la ruleta, podía ganar un pleno.

Entre 1949 y 1951 Aslan trató a los primeros pacientes humanos, todos de edad avanzada. Y quedó deslumbrada. Quienes recibieron el Gerovital "mostraron un cambio en sus condiciones físicas y psicológicas", escribió. "Tuvieron un aumento de la memoria, una disminución de la rigidez por el parkinson y un incremento de la

---

63 La anécdota la reveló Ion Pacepa, un alto asesor y ex jefe de inteligencia de Ceausescu que desertó a Estados Unidos en 1978. En Pacepa I. Red Horizons: The True Story of Nicolae and Elena Ceausescus' Crimes, Lifestyle and Corruption. 1990. Washington DC: Regnery Publishing. Pág. 204-5.

64 Accesible online: www.ana-aslan.ro/#!biography-en/c1v6d

potencia muscular". En otras palabras, es como si hubieran rejuvenecido 20 o más años.

En la siguiente etapa, seleccionó a otros 25 ancianos para comparar, durante tres años, los efectos del Gerovital con tratamientos alternativos, como vitaminas o extractos de glándulas. Y luego extendió el uso a otros 2500 pacientes, dada la "inocuidad" de la medicación (que podía darse tanto de forma inyectable como oral). Los primeros datos alentadores parecían ahora confirmarse. Los resultados fueron presentados, en 1955, en la revista de Academia Rumana de Ciencias. Y dos años más tarde, en un congreso internacional de gerontología en Verona, Italia. Aslan estaba exultante: "puede afirmarse", aseguró, "que la procaína reduce la edad biológica por debajo de la cronológica. (…) Minimiza la sensación de enfermedad y aumenta el deseo y la capacidad de la actividad física y mental. Debería ser considerada una sustancia útil para la prevención y el tratamiento en la lucha contra vejez". [65]

Un periodista comparó en 1960 al Gerovital con el "soma", la pastilla de la dicha que inventó Aldous Huxley en "El mundo feliz".[66] Pero el grueso de la comunidad de médicos y científicos nunca compartió semejante entusiasmo y considera que no existen evidencias fundadas de una acción efectiva anti-edad.[67] "Aslan es afectuosa, atenta y carismática", señaló al respecto el biólogo David P. Barash en su libro sobre envejecimiento. "Así que es posible que,

---

65 Marx H. "H3" in the Battle Against Old Age: A Dramatic New Use for Novocain? 1960. Nueva York: Springer. Pág. 33-4.

66 Henry Marx, en la obra citada. Cuando el libro se relanzó en Estados Unidos en 1981, los avisos aseguraban que el autor llevaba tomando el producto durante dos décadas y que lucía tan activo y juvenil "que nadie creería que tiene 66 años".

67 Aunque, a diferencia de Niehans, Aslan publicaba sus resultados en revistas de la especialidad y participaba de congresos, el estándar de sus estudios era insuficiente para persuadir a los escépticos. Por ejemplo, no utilizaba grupos "control" que recibieran una medicación inerte o placebo, por lo cual no se podía descartar que los beneficios postulados del tratamiento no se debieran a un mero efecto de sugestión.

al menos, algunos de los éxitos que se le atribuyen tengan muy poco que ver con las sustancias que inyecta y mucho con las expectativas que proyecta".[68]

La sola insinuación de que las bondades de su medicación se pudieran asignar a un simple efecto placebo irritaban a Aslan. "Uno no puede encontrarse mejor psicológicamente sin estarlo también físicamente", sostenía. La médica rumana recomendaba tomar la medicación como preventivo después de los 40 o 45 años. Pero si uno quería además un tratamiento intensivo, podía acceder a los programas de su instituto en Bucarest, que hoy sigue ofreciendo la fórmula contra la vejez a un precio más razonable que La Prairie: desde 1.160 euros por el plan de dos semanas, con medicación, exámenes, comidas y alojamiento incluido.

Cuando falleció Aslan, el 20 de mayo de 1988, un año y medio antes de la caída del Muro de Berlín, hubo acólitos que desestimaron la idea de una muerte natural y lo atribuyeron a un complot del que participó la policía secreta rumana. ¿Cómo iba a morirse así nomás, si apenas había cumplido 90?

---

68   Barash D. Ibíd., Pág. 54. Estudios más recientes mostraron que la procaína o sus metabolitos tienen un ligero efecto antidepresivo y antioxidante, pero no alcanza para explicar los beneficios declamados por Aslan.

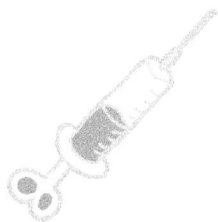

CAPÍTULO 6

Las armas contra el tiempo

El hombre es perecedero. Puede ser, pero perezcamos resistien-
do; y si es la nada lo que nos está reservado, hagamos que sea
esto una injusticia.

Étienne Pivert de Senancour, "Obermann" (1804).
Citado y traducido por Miguel de Unamuno
en "Del sentimiento trágico de la vida".

Cuenta el Antiguo Testamento que el rey de Babilonia, Nabuco-
donosor, decidió comparar en sus hombres los efectos de la dieta
habitual de carne y vino con otra que preferían algunos "rebeldes",
basada en legumbres y agua. Al cabo de diez días, el rostro de los
vegetarianos *"se veía mejor y más robusto que el de los muchachos que
comían la porción de la comida del Rey",* por lo cual el monarca les
permitió seguir con su forma de alimentación. *Para algunos, es apenas
una anécdota bíblica de dudoso rigor histórico. Para otros, es el primer
antecedente de un pilar de la medicina científica moderna:* el ensayo
clínico.[1] O el método que evalúa en participantes humanos la eficacia y seguridad de nuevos tratamientos o intervenciones, buscando
limitar tanto los prejuicios como la influencia de las subjetividades
o el azar.

Cuando los médicos indican tal o cual terapia, hoy se preconiza
que lo hagan basados en esa clase de evidencia y no en anécdotas,
la experiencia personal o el "ojo clínico". La evolución y regulación

---

1   Bhatt A. Evolution of Clinical Research: A History Before and Beyond James
     Lind. Perspectives in Clinical Research. 2010;1(1):6-10.

de este tipo de investigaciones fue muy progresiva[2], pero se aceleró durante la segunda mitad del siglo XX. La página web ClinicalTrial. gov, de los Institutos Nacionales de Salud de Estados Unidos, registra más de 60.000 ensayos clínicos en marcha o a punto de empezar en casi 200 países de todo el mundo, para condiciones tan diversas como el alcoholismo (153 estudios), el Alzheimer (410), la depresión posparto (44), el glaucoma (238), el jet lag (3), los ataques cerebrales (1172), la hipertensión (2008), el cáncer de próstata (1042), el tartamudeo (7) o hasta la costumbre de comerse las uñas (2).

Y, sin embargo, la paradoja es que nunca se diseñó o aprobó un estudio que apunte de modo directo contra la condición que representa el principal factor de riesgo de las enfermedades más comunes y debilitantes: el envejecimiento. Es como si todo el mundo se hubiera concentrado en sofocar o mitigar los distintos focos del incendio de un bosque, sin prestar atención al pirómano que prende fuego a los árboles.

Hasta ahora. Un equipo de investigadores de Estados Unidos aspira a empezar el primer ensayo clínico para examinar la eficacia de un fármaco que, en lugar de atacar un trastorno individual, actúe sobre el proceso de senescencia que lo propicia. La raíz de todos, o muchos, de los males. "Es un estudio que puede cambiar los paradigmas", sostiene uno de los impulsores del enfoque, Steven Austad, titular del Departamento de Biología de la Universidad de Alabama y director científico de la Federación Estadounidense de Investigación del Envejecimiento (AFAR, por sus siglas en inglés).[3] "Podría

---

2   El primer ensayo clínico controlado es famoso: en 1747, *el cirujano inglés James Lind analizó a bordo el impacto de distintos agregados a la dieta y descubrió que los limones y naranjas curaban el escorbuto de los marineros que hacían largas travesías. El placebo o sustancia inerte se usó por primera vez en 1863. La "randomización" o la distribución al azar de los participantes que reciben la intervención o el placebo (o el tratamiento de referencia), así como el "doble ciego" (ni los médicos ni los pacientes saben en qué grupo está asignado cada uno), recién en la década del '40.*

3   Hall S. The man who wants to beat back aging. Science, 16 de septiembre de 2015. Accesible online: www.sciencemag.org/news/2015/09/feature-man-who-wants-beat-back-aging

ser una revolución para la salud pública", suscribe el biodemógrafo Stephen Jay Olshansky, de la Universidad de Illinois, en Chicago.[4]

El medicamento en cuestión se llama metformina: un antidiabético (hipoglucemiante) oral que ha sido tomado por millones de personas desde la década del '60 para controlar los niveles de azúcar en sangre. Solamente en Argentina, hay más de dos docenas de laboratorios que lo producen y comercializan. Un envase de 30 comprimidos cuesta menos que un café.

Lo que más entusiasma a los científicos es que algunos estudios, tanto en animales como en humanos, sugieren que el fármaco tiene beneficios adicionales. En 2014, por ejemplo, un equipo británico analizó registros de 78.000 pacientes que tomaban metformina para tratar su diabetes y llegó a una conclusión asombrosa: en comparación con 90.000 controles de la misma edad que no recibían esa medicación y tenían a priori un mejor estado global de salud, los primeros aumentaron un 15 por ciento la supervivencia.[5] "Los datos preliminares son fantásticos", asegura el principal promotor del ensayo, el médico israelí Nil Barzilai, director del Instituto de Investigaciones del Envejecimiento del Albert Einstein College of Medicine, en Nueva York

Debido a su excelente perfil de seguridad y su bajo costo, la metformina se posicionó como la droga de elección para el estudio. La expectativa es que actúe retrasando el envejecimiento, lo que permitiría demorar, prevenir, aliviar o tratar diversas complicaciones propias de la edad. En junio del 2015, Barzilai, Austad, Olshansky y otros colegas se reunieron con funcionarios de la FDA, el organismo que regula los medicamentos en Estados Unidos, para explicarles

---

4   Testimonio en "Cuánto podemos vivir". Documental de la serie "Inventos extraordinarios", dirigida por Ron Howard. Noviembre de 2015. Nat Geo.

5   Bannister CA, Holden SE, Jenkins-Jones S et al. Can people with type 2 diabetes live longer than those without? A comparison of mortality in people initiated with metformin or sulphonylurea monotherapy and matched, non-diabetic controls. Diabetes Obes Metab. 2014 Nov;16(11):1165-73. doi: 10.1111/dom.12354. Epub 2014 Jul 31.

el diseño del estudio que imaginaron. Participarían 3.000 personas sanas de 70 a 80 años. La mitad recibiría una pastilla diaria de la droga y la otra mitad, un placebo. El objetivo es demostrar, al cabo de cinco años, que puede reducir o posponer la aparición de infartos, ataques cerebrales, cáncer, declinación cognitiva y muerte, esto es, las principales consecuencias de la senectud. La FDA todavía está estudiando la solicitud, pero todo indica que le daría luz verde.

No está claro por qué una medicación que controla el azúcar puede, también, interferir con el proceso de declinación física y mental. Y los mecanismos propuestos son tan complejos que pueden acalambrar la mano del biólogo molecular que escriba las rutas bioquímicas sobre el pizarrón. Pero, al igual que otras intervenciones que prolongan la vida, modulan el metabolismo de los tejidos (la manera en que utilizan la energía) y promueven las tareas de mantenimiento y reparación celular.[6]

Lo más impresionante es que la metformina no se diseñó para intervenir selectivamente en todos estos procesos, sino que el efecto observado es fruto de la casualidad. Como si fuera el agente de la esquina que corre presuroso detrás de un ratero y en el camino se tropieza con el principal cerebro de las organizaciones criminales del país. En la industria farmacéutica, el "reposicionamiento", o búsqueda de nuevas aplicaciones de moléculas ya existentes, puede reducir un 80 por ciento los tiempos y costos que demanda lanzar un producto al mercado. Es paradójico que un fármaco que no envejece trate de hacer lo mismo con aquellos que lo consumen.

Para los investigadores, la meta del tratamiento no es necesariamente aumentar la duración de la vida sino conseguir que la gente sufra menos enfermedades incapacitantes en el final de la existencia. "Si logramos alargar la vida, pero el precio a pagar es estar enfermos más tiempo, no es buen negocio", reconoce Barzilai, quien toma la

---

6   Por ejemplo, estimula a una enzima, AMPK, que controla el crecimiento celular y el proceso de autofagia. También actúa sobre las mitocondrias o usinas de energía de las células, altera la flora microbiana y reduce la diseminación de células malignas.

metfomina desde hace cinco años[7] y supone que no va a ser un pasaporte para vivir hasta los 120 sino una herramienta que, a lo sumo, permitiría ampliar dos o tres años el período saludable de envejecimiento. "Pero la próxima generación de drogas va a ser mucho más potente", se entusiasma.[8]

En lo que resta del capítulo, vamos a examinar promesas y realidades de cinco de las principales estrategias que, en distintos estadios de investigación, se promueven para incrementar la extensión y duración saludable de la vida: la suplementación con hormonas; la restricción calórica; la rapamicina; la hormesis; y las células madre. Todas tienen sus adalides y sus detractores. Sus evidencias e sus incertidumbres. Su historia y su futuro. Hagamos las apuestas. Sería bueno encontrarnos dentro de cien o doscientos años para evaluar cuál de ellas funcionó mejor.

La "revolución" de las hormonas

La última hormona de la inmortalidad se llama klotho, por Cloto: una diosa griega que hilaba la rueca de la vida y tenía la potestad de decidir quién debía salvarse y quién morir. En estudios con ratones, aumentar los niveles de klotho ayuda a vivir un 30 por ciento más. Y, según parece, una de cada cinco personas tiene una versión del gen que favorece su producción, por lo cual viven tres a cuatro años más que el resto.[9] Los estudios siguen en marcha.

Sin embargo, la relación entre las "secreciones externas" u hormonas y la recuperación del vigor o la prolongación de la vida ya había sido propuesta a fines del siglo XIX y el primer tercio del siglo XX, con los injertos heroicos de Brown-Sécquard y Voronoff. En su libro "Los días del hombre", el médico francés Julien Besançon (1862-

---

7   Según dice, por una prediabetes.

8   Brody J. "Finding a Drug for Healthy Aging". The New York Times, 1 de febrero de 2016. Accesible online: well.blogs.nytimes.com/2016/02/01/pursuing-the-dream-of-healthy-aging/?_r=0

9   Park A. Age disrupters. TIME Magazine, 23 de febrero de 2015. Pág. 58-64.

1952) escribió por esa época: "Las glándulas (sexuales) tienen el doble cometido de dar la simiente y de dar la savia, el doble cometido de perpetuar la especie y de conservar al organismo". [10]

Un fisiólogo vienés, Eugen Steinach (1861-1944), postuló una innovadora vuelta de tuerca para lograr ese efecto: la ligadura unilateral del *vas deferens* o conducto que transporta el semen, una versión de la vasectomía que, según comprobó en ratas ancianas, parecía mejorar la vitalidad y la actividad sexual. Su teoría era que, si se entorpecía la producción de esperma por uno de los testículos, se reactivaban ciertas células intersticiales o "glándulas de la pubertad" que producían hormonas sexuales y cuya función declinaba con el paso de los años.

En 1918, un cirujano realizó la primera "operación de Steinach" en un cochero de 43 años, Anton W., con fatiga crónica y "senilidad prematura". Los resultados fueron extraordinarios. Dieciocho meses después, escribió Steinach, el paciente había recuperado peso, tono muscular, espesor de los cabellos, suavidad de la piel y porte. "Da toda la impresión de un hombre joven en la cumbre de su vitalidad", sostuvo.[11] En las siguientes dos décadas, se hicieron miles de operaciones semejantes en todo el mundo. Pero el carácter pasajero de los beneficios reportados y la introducción de los andrógenos artificiales, que ofreció una alternativa más cómoda que la del bisturí, hicieron que el procedimiento finalmente cayera en el olvido.

Aunque muchos recuerdan y hasta ridiculizan a Steinach sólo por esa operación, en realidad fue un pionero que lideró la transición de la "ciencia de las glándulas" desde los trasplantes de mamíferos al uso de extractos químicos y la aplicación más elegante de las hormonas sintéticas. Siete veces nominado al Premio Nobel (aunque, como Borges, nunca lo ganó), Steinach iluminó los mecanismos endocrinológicos de la reproducción y también hizo los primeros estudios sobre la influencia de las hormonas en el desarro-

---

10 *Besançon J. 1941. Ibídem, pág. 42.*

11 Lock S. "O that I were young again": Yeats and the Steinach operation. *British Medical Journal (Clinical research ed)*. 1983;287(6409):1964-1968.

llo cerebral y el comportamiento. Inspiró también el concepto del reemplazo hormonal.

En las décadas siguientes, y de una manera que Steinach no podría haber previsto, el entusiasmo por la función rejuvenecedora de las hormonas llegó al paroxismo. La siguiente citas del libro "El hombre 2000", un "revolucionario programa antienvejecimiento" publicado (claro) en 1999, grafica ese entusiasmo: "Las hormonas pueden ser la clave de una vejez bíblica. En el futuro llegar a los 120 no será ninguna utopía".[12]

La teoría hormonal del envejecimiento se basa en un razonamiento básico: los niveles de las distintas hormonas empiezan a decaer después de los 30 o 35 años, y entonces la manera de volver atrás las agujas del reloj es reemplazarlas con versiones sintéticas. La terapia de sustitución de testosterona, por ejemplo, promete recuperar vitalidad, virilidad, fuerza, lozanía y desarrollo muscular. El reemplazo de dehidroepiandrosterona (DHEA) aumenta la fuerza y masa de los músculos, y también tendría un efecto positivo sobre el estado de ánimo, el apetito sexual y las funciones cognitivas. Los promotores de la suplementación con hormona de crecimiento o HGH sostienen que no sólo hace crecer en altura (como lo probó Lionel Messi durante la adolescencia) sino que también sube las defensas, fortalece los huesos y los músculos, reduce los acúmulos adiposos, favorece la vida sexual y disminuye las arrugas.

Suena maravillosamente lógico. Sin embargo, todavía no está demostrado que el declive de las hormonas con la edad sea la causa y no la consecuencia de una reacción fisiológica normal del cuerpo frente al envejecimiento. Ni tampoco hay ensayos definitivos que orienten sobre la dosis, modalidad y duración efectiva de los tratamientos para prevenir o limitar diversas condiciones que aparecen con las canas.[13] No siempre más es mejor. Por ejemplo, al menos

---

12   Meryn S, Metka M y Kindel G. El hombre 2000. 2000. Barcelona: Plaza Janés.

13   Samaras N, Papadopoulou M-A, Samaras D, Ongaro F. Off-label use of hormones as an antiaging strategy: a review. Clinical Interventions in Aging. 2014;9:1175-1186. doi:10.2147/CIA.S48918.

en nonagenarios, el exceso de HGH puede ser contraproducente y acortar las chances de llegar a 100.[14] También hay quienes asocian su administración con un mayor riesgo de cáncer.

Como señalan los científicos Olshansky y Carnes, "los que afirman que las hormonas y otras sustancias pueden hacer que los seres humanos rejuvenezcan confunden los niveles de forma física fisiológica que se pueden conseguir a cualquier edad con hacer retroceder los relojes biológicos hasta una edad más temprana".[15] Debajo de cualquier eventual mejora visible, agregan, el daño continúa acumulándose a nivel molecular.

Aunque hay quienes prefieren afrontar los riesgos cuando creen que el rédito de la inversión lo justifica. El millonario estadounidense Peter Thiel, 47 años, cofundador de PayPal, el primer inversionista externo de Facebook y uno de los principales aportantes a la fundación del gerontólogo Aubrey de Gray, recurre a dosis diarias de hormona de crecimiento [para aumentar la masa muscular] como pilar de la batalla que dice estar librando para llegar a los 120 años. Además, sigue una dieta (paleolítica), evita el azúcar y corre. "La muerte se puede aceptar, negar o combatir. Y yo prefiero combatirla", dice.[16] Cuando le preguntan si no tiene miedo de que las hormonas le den cáncer, menea la cabeza: "yo creo que habrá una cura en diez años".[17] Un optimista del gol.

---

14 Milman S, Atzmon G, Huffman DM et al. Low insulin-like growth factor-1 level predicts survival in humans with exceptional longevity. Aging Cell 2014; 13: 769-71. DOI: 10.1111/acel.12213.

15 Olshansky SJ y Carnes B. 2001. Ibídem, pág. 234-5.

16 Brown M. "Peter Thiel: the billionaire tech entrepreneur on a mission to cheat death." The Telegraph, 19 de septiembre de 2014. Accesible online: http://www.telegraph.co.uk/technology/11098971/Peter-Thiel-the-billionaire-tech-entrepreneur-on-a-mission-to-cheat-death.html

17 Peter Thiel: I´m in the Human-Growth-Hormone Pill. Video en Bloomberg News, 17 de diciembre de 2014. Accesible en: www.bloomberg.com/news/videos/2014-12-17/peter-thiel-im-on-the-humangrowthhormone-pill

Restricción calórica: el sacrificio del paladar

A comienzos de la década del '70, Roy Walford, un médico e investigador de la Universidad de California en Los Ángeles (UCLA), comprobó que los ratones que consumían la mitad de las calorías de su dieta habitual lucían más vigorosos y lograban vivir el doble que sus congéneres. El trabajo confirmaba observaciones previas realizadas en animales desde 1935. Pero Walford llevó el hallazgo más lejos: se embarcó él mismo en una dieta estricta de no más de 1600 calorías diarias, entre un 25 y un 40 por ciento menos de las recomendaciones para un hombre de su edad y talla. La humanidad, decía, tenía tres sueños clásicos: llegar a la Luna, transmutar los metales y alcanzar la inmortalidad física (o, al menos, una edad muy elevada). "Los primeros dos se lograron durante nuestra vida", afirmó.[18] Ahora, se había lanzado a conquistar el tercero.

En realidad, Walford tenía antecedentes. En el siglo XVI, el noble veneciano Ludovico o Luigi Cornaro decidió, a los 35 años, abandonar su vida de "promiscuidad" en la mesa y limitar su dieta diaria a 12 onzas (350 gramos) de comida seleccionada y 14 onzas de vino, algo así como 400 mililitros o dos vasos. Su "Discorsi della vita sobria", publicado inicialmente en Padua en 1558, reunió cuatro ensayos que escribió a los 83, 86, 91 y 95. De no haber muerto a los 98 (algunos dicen a los 102), sereno como quien se echa a dormir, ¡quién sabe cuántos textos más nos habría entregado! Distintas ediciones del libro estuvieron a la venta en varios idiomas durante más de 450 años.

Al igual que Cornaro, la confianza de Walford en el beneficio de las privaciones nunca flaqueó. En el prólogo de su último libro[19], publicado en 2000, Walford aseguró que una dieta rica en nutrientes, pero baja en calorías, "retrasa el ritmo de envejecimiento, extiende la dura-

---

18 Entrevista para el video "Sign Posts of Dr. Roy Waldorf", dirigido por Chris Rowland, 2007.

19 Walford R. Beyond the 120 years diet. 2000. Nueva York: Four Walls Eight Windows.

ción de la vida (hasta quizás 150 o 160) y decrece marcadamente la susceptibilidad a la mayoría de las enfermedades mayores. (…) Puede ser una solución difícil para los primeros 6 a 12 meses, ¡pero funciona!".

Su dieta espartana estaba basada sobre todo en frutas, vegetales, pescado y carnes magras. Walford indicó que el menú diario podía consistir, por ejemplo, en un huevo poché, una rebanada de pan integral y medio pomelo para el desayuno; 60 gramos de pollo o carne magra, un bol de potaje de hojas verdes y otra rebanada de pan integral, en el almuerzo; y pimientos rellenos, cuatro repollitos de Bruselas y una copa de leche descremada, para la cena. Apenas 1216 calorías. Sus cenas podían ser aún más austeras: un plato de arroz blanco y un vaso de agua.

Un inconveniente del método es que los platos propuestos pueden ser saludables nutricionalmente, pero desafiantes (por usar un eufemismo) para el paladar. Quienes compartieron alguna cena con Waldorf llegaron a decir que "la comida era tan horrible que llevar una vida siguiendo esa dieta parecería una eternidad, aun cuando no nos hiciera vivir más tiempo".[20] Incluso si la comida fuera más deliciosa, la disciplina de controlar la ingesta puede tornarse angustiante, como comprobaron los tripulantes del experimento Biósfera 2, en el que Waldorf participó como médico.[21]

Pero luego llegaron otros problemas. El primero es que Walford falleció en 2004, a los 79, víctima de una enfermedad neurológica degenerativa, la esclerosis lateral amiotrófica o ELA. Y aunque es

---

20 Olshansky SJ y Carnes B. 2001. Ibídem. Pág. 223.

21 Entre septiembre de 1991 y septiembre de 1993, Waldorf tomó parte del experimento Biósfera 2, una especie de terrario gigante vidriado sin contacto con el mundo exterior. Para gestionar los recursos (estaban obligados a consumir los alimentos orgánicos que producían), los ocho miembros de la tripulación tuvieron que someterse a una dieta rigurosa de 1.800 calorías diarias, insuficiente para compensar el gasto energético que demandaba la misión. Al cabo de dos años, todos los participantes parecían salidos de un campo de concentración (habían perdido entre un 10 y un 18 por ciento del peso original), aunque en términos de salud estaban "mejor que nunca", se jactaba el médico.

aventurado establecer una relación entre la dieta estricta y el trastorno, no es algo que se pueda descartar.

El otro traspié de la restricción calórica fue más importante: en 2012, investigadores del Instituto Nacional del Envejecimiento, de Estados Unidos, publicaron en "Nature" los resultados de un estudio realizado durante 25 años en monos Rhesus. Y comprobaron que aquellos que ingerían un 30 por ciento menos de calorías, no vivían más que aquellos que seguían una dieta normal.[22]

Quienes defienden la restricción calórica han criticado el diseño del estudio, por ejemplo, el hecho de que los dos grupos de monos vivieran encerrados en jaulas individuales, sin contacto con sus pares, con todo el estrés psicológico que eso implica. Pero quizás la limitación sea más de fondo. De acuerdo a Tom Kirkwood, el científico que formuló la "teoría del soma descartable", este tipo de dietas extremas ha demostrado funcionar de manera espectacular alargando la vida de gusanos, moscas y ratones: animales de vida corta y reacciones orgánicas aceleradas que les permite adaptarse rápido a circunstancias cambiantes. Y que, en caso de hambrunas, pueden canalizar recursos energéticos remanentes a la reparación de las células. En cambio, los monos y los seres humanos no tendrían esa "flexibilidad metabólica", por lo cual resultarían inútiles tantos sacrificios en la mesa.[23]

Nadie lo sabe todavía: faltan más estudios para llegar a un veredicto firme. La polémica está servida. ¿Qué piensa hacer mientras los científicos se ponen de acuerdo?

Rapamicina: un regalo de Pascuas

El "anj", un símbolo egipcio que se considera la clave de la vida eterna, una cruz que termina en un óvalo, se inscribe sobre algunos de

22 Maxmen A. Calorie restriction falters in the long run. Nature, 29 de agosto de 2012. Accesible online: http://www.nature.com/news/calorie-restriction-falters-in-the-long-run-1.11297

23 Kirkwood T. 2010. Ibídem.

los famosos moai o estatuas de piedra de la Isla de Pascua. Nadie sabe cómo el petroglifo llegó hasta allí y si tiene el mismo significado. Aunque tal vez haya sido una señal. En muestras de suelo cercanos de la isla, científicos canadienses aislaron por primera vez en 1964 bacterias productoras de un antibiótico que, según algunos entusiastas, representa la máxima esperanza, sino de la vida eterna, al menos de una existencia saludablemente prolongada. Se llama rapamicina, que deriva del nombre nativo del sitio: Rapa Nui.

Al igual que la metformina, la rapamicina se usa desde hace décadas en la clínica humana, aunque sus principales indicaciones son diferentes: evitar los rechazos inmunológicos en trasplantes y, más recientemente, prevenir que se vuelvan a tapar las coronarias después de una angioplastia o aliviar los síntomas de un tipo de inflamación de la piel. Pero podría haber un premio mayor. En estudios realizados en una amplia variedad de especies, desde levaduras y gusanos hasta moscas y ratones, la rapamicina aumenta la duración de la vida y retrasa la declinación asociada a la vejez en múltiples sistemas de órganos, incluso cuando el tratamiento empieza a una edad que para los humanos sería equivalente a los 60 años.

La rapamicina, del mismo modo que otras intervenciones que frenan el envejecimiento, interfiere con el metabolismo celular. Interrumpe la función de un gen, llamado mTOR, que actúa como un semáforo para dirigir la manera en que las células toman y usan la energía. Según creen algunos científicos, la activación de mTOR es muy útil durante las etapas tempranas de la vida, cuando las células deben incorporar nutrientes para crecer y desarrollarse.

Pero, en la edad adulta, tanto "entusiasmo" nutricional resulta contraproducente, porque el esfuerzo asociado a procesar la comida se asocia también a una mayor producción de radicales libres que dañan el ADN.[24] "Es como un auto que deja la autopista y va a estacionar. Si uno lo acelera en la playa de estacionamiento a 110 km/h, va

---

24 Es un ejemplo de lo que los biólogos evolutivos denominan "pleiotropía antagonista", tal como vimos en el capítulo anterior: un rasgo que resulta ventajoso en una etapa de la vida y perjudicial en otra.

a terminar dañado", sostiene Mikail Blagosklonny, un investigador que estudia la biología del envejecimiento y del cáncer en el Roswell Park Center Institute, en Buffalo, Estados Unidos.[25]

En alguna medida, la rapamicina (y otras drogas análogas que actúan sobre el mismo receptor) parece recrear los efectos de la restricción calórica, aunque sin que haya que pasar hambre: frena la voracidad de las células y las estimula en cambio a "poner la casa en orden", limpiando los desechos y reciclando proteínas viejas mediante un mecanismo llamado autofagia.

Suena extraordinario. ¿Pero tendrá los mismos beneficios en humanos? Todavía no se pusieron en marcha ensayos clínicos específicos para documentar que la rapamicina u otro fármaco de la familia aumenta la longevidad o retrasa la aparición de enfermedades asociadas a la vejez. Pero Blagosklonny, un excéntrico médico nacido y educado en San Petersburgo (Rusia), donde se doctoró en investigación del cáncer, está convencido de que vale la pena hacer la prueba. Y, de hecho, al igual que Walford con su dieta hipocalórica, está tomando de su propia medicina. Literalmente. Aunque no tiene pruebas definitivas de que esté funcionando, Blagosklonny dice que se siente mejor y que, además, viene mejorando sus tiempos de maratón desde hace cinco años. "Alguna gente me pregunta si no es peligroso tomar rapamicina", afirma. "Pero es más peligroso no hacerlo que comer en exceso, fumar y manejar sin cinturón de seguridad, todo a la vez".[26]

Otros científicos y médicos prefieren ser más cautos, sobre todo por el riesgo de los efectos adversos en personas que empezarían el tratamiento preventivo siendo sanas.[27] En estudios con ratones, el

---

25 Gifford B. Spring Chicken: Stay Young Forever (or Die Trying). 2015. Londres: Oneworld Publications.

26 Gifford B. Does a real anti-aging pill already exist? Bloomberg News, 12 de febrero de 2015. Accesible online: www.bloomberg.com/news/features/2015-02-12/does-a-real-anti-aging-pill-already-exist-

27 Dos de los científicos que estudian la rapamicina pero afirman que todavía no la toman son Brian Kennedy (47), director del Instituto Buck para la Investigación sobre Envejecimiento, y David Harrison (73), del Jackson Laboratory, en Bar Harbor, Maine.

uso crónico de la droga redujo la talla corporal un 30 por ciento y se asoció a un mayor riesgo de diabetes, cataratas y disfunción testicular. Los prospectos de rapamicina, en tanto, no son aptos para hipocondríacos: listan no menos de 70 eventuales complicaciones, desde fiebre y acné hasta cáncer de piel, inflamación del páncreas, llagas en la boca y sangrado en los pulmones.

Pero Blagosklonny desestima con énfasis cualquier alarma. "Leí todos los *papers* sobre efectos adversos de la rapamicina, y tiene menos efectos adversos que la aspirina", asegura.[28] ¿Por qué, entonces, muchos de sus colegas son tan reticentes a indicar el medicamento o no confían en su potencial como herramienta práctica contra el envejecimiento?, lo interrogo vía mail. Su respuesta, elocuente, lo pinta a él y también a las tensiones internas que subsisten en este campo: "La mayoría de los gerontólogos son muy ignorantes".[29] Mejor no repreguntar.

Hormesis: la "vacuna" de la longevidad

En su laboratorio de la Facultad de Ciencias Exactas y Naturales de la Universidad de Buenos Aires, el doctor Fabián Norry y su equipo "maltratan" a las moscas: las someten a distintos factores de estrés ambiental, como frío, calor, radiaciones o dietas muy estrictas. Lo que los insectos no saben es que, en realidad, es para su bien. En la mayoría de las especies investigadas, esa clase de exposición eleva en promedio un tercio la expectativa de vida. "El efecto es variable incluso dentro de la misma especie: en un individuo la longevidad puede aumentar un 20%, y en otro, 60%", resume Norry. Y en buenas condiciones de salud.

El fenómeno biológico que explica ese efecto tiene un nombre: hormesis. Y se puede definir como el beneficio que recibe una célula u organismo después de la exposición a dosis bajas de un agente químico o factor ambiental que, en dosis altas, hubiera sido dañino. El

---

28 Gifford B. Bloomberg News, 2012. Ibídem.
29 Entrevista el 5 de mayo de 2015.

concepto no es nuevo: Nietzche decía que lo que no mata, fortalece. Y aunque todavía falta mucho para definir cuáles serían la cantidad y la frecuencia adecuadas, un número creciente de científicos y médicos considera que la hormesis puede ser la llave para que los seres humanos sean capaces de vivir 120, 140 o más años. O, al menos, para extender su independencia funcional y lucidez mental durante más tiempo.

"La hormesis representa, sin dudas, una de las estrategias más promisorias para lograr un envejecimiento saludable en humanos", sostiene el doctor Suresh Rattan, "clon" de Sai Baba, autor de doce libros sobre la biología de la senescencia, editor de la revista Biogerontology y director del Laboratorio de Envejecimiento Celular de la Universidad Aarhus, en Dinamarca. "No podemos decir exactamente cuál va a ser su impacto sobre la duración de la vida, pero tenemos suficiente confianza científica de que puede hacer que la salud sea mantenida por más años".[30]

El principio de la hormesis recuerda la acción de las vacunas: ambas producen una reacción en el cuerpo y sus repercusiones preventivas se sostienen en el tiempo. Incluso, como ocurre con los planes de inmunización, la hormesis en modelos animales parece funcionar mejor cuando se aplica en edades tempranas. Otros científicos también hicieron experimentos alentadores con gusanos, algunos mamíferos y cultivos de células humanas.

El mecanismo de la hormesis no está del todo dilucidado. Según creen varios científicos, la exposición a un factor de estrés moderado (por ejemplo, una dieta con 30 por ciento menos de calorías o baños repetidos con agua fría) dispara ciertos programas de reparación de las células que eliminan o arreglan proteínas dañadas. Si la acumulación progresiva de esos desechos explica el proceso de envejecimiento, como especulan muchos expertos, la hormesis es como si hiciera "la limpieza de la casa", grafica Norry, quien también pertenece al Instituto de Genética y Evolución de Buenos Aires (Iegeba).

---

30 Entrevista vía mail, el 15 de mayo de 2015. Respecto a la duración máxima de la vida, Rattan cree que la biología humana la limita a 92 años, aunque algunos pocos, por azar, pueden vivir hasta una, dos o tres décadas más.

No hay pruebas aún de que la hormesis también funcione en seres humanos. Pero quienes apostarían varias fichas a que lo haga suelen citar un ejemplo paradigmático: el ejercicio. Sudar la gota gorda en gimnasios o salir a correr representa un estrés para el cuerpo que, a la postre, lo termina beneficiando. En 2012, un estudio en Estados Unidos que examinó datos de más de 650.000 adultos determinó que quienes dedican dos horas y media semanales a realizar actividad física moderada viven, en promedio, 3,4 años más que los sedentarios. Y quienes duplican esa dosis de ejercicio aumentan la longevidad 4,2 años. [31]

Rattan incluye al ejercicio dentro de las "hormetinas": aquellas condiciones que inducen la hormesis. En particular, lo considera una de las hormetinas físicas, como el calor, el frío o la radiación. Y quizás también el sexo. Pero también propone la existencia de hormetinas mentales, como resolver rompecabezas o hacer meditación. Y señala que existen otras biológicas o nutricionales, como podrían ser la curcumina (colorante de la cúrcuma), el alcohol o el resveratrol, un ingrediente del vino tinto. "Descubrir nuevas hormetinas como moduladores del envejecimiento y la longevidad es un campo creciente de investigación", sostiene.

De todos modos, los científicos son cautos. Y explican que todavía faltan muchos estudios para identificar qué pacientes se beneficiarían más con este enfoque, así como cuál sería el factor de estrés ambiental adecuado y el esquema de exposición.

Vince Giuliano, de 87 años, cree que no tiene mucho margen para la espera. Doctor en física aplicada y primer graduado en ciencias de la computación de Harvard, con una extensa trayectoria en empresas de tecnología de la información, hace veinte años Giuliano se propuso vivir hasta los 225 años. Desde entonces, leyó todos los estudios y teorías al respecto, desarrolló su propio programa antien-

---

31   Moore SC, Patel AV, Matthews CE, et al. Leisure Time Physical Activity of Moderate to Vigorous Intensity and Mortality: A Large Pooled Cohort Analysis. Khaw K-T, ed. *PLoS Medicine*. 2012;9(11):e1001335. doi:10.1371/journal.pmed.1001335.

vejecimiento y se transformó en un activo "consultor e investigador independiente en longevidad", según se presenta.

La hormesis es uno de los pilares de su sueño de eternidad. "El estrés es lo que me mantiene joven y andando", escribió en su página web.[32] Y resumió algunos trucos personales para estimular ese fenómeno: duerme en una habitación a 15°C y cuando se levanta, sin ropas, pasa frío durante unos 10 a 20 minutos hasta que actúa la calefacción. Toma suplementos con curcumina y otros ingredientes. Hace 45 minutos de cinta. Se entera de malas noticias. Y hasta discute con su esposa: "Me gusta pensar que son todos eventos horméticos", afirma, en la flor de su vida.

Stem cells: la madre de todas las promesas

En una placa de cultivo, una célula (madre) escucha el consejo de sus padres: "Puedes ser lo que quieras ser… pero solamente cuando crezcas". El chiste grafica una de las aptitudes más impactantes de ese tipo de células, también conocidas como *stem cells*: la capacidad de "diferenciarse" o convertirse en cualquier tipo de célula especializada. Desde una neurona hasta un hepatocito o célula cardíaca. Son, en la jerga de los biólogos, "pluripotentes".

Las posibles aplicaciones del estudio de las células madre para entender o tratar el envejecimiento o sus consecuencias se advirtieron hacer tiempo. Por ejemplo, las células madre embrionarias, como las tumorales, parecen haber hallado la receta de la juventud eterna. "Cuando se las cultiva, pueden crecer indefinidamente. Si se pudiera determinar por qué esas células no envejecen, tal vez se puedan identificar algunas claves sobre cómo frenar ese proceso en humanos", me dice con una sonrisa Xianmin Zeng, una bióloga molecular doctorada en Dinamarca y, desde 2005, profesora e investigadora del

---

32   Giuliano V y Watson JP. "Multifactorial hormesis – the theory and practice of maintaining health and longevity". 11 de diciembre de 2012. Anti-Aging Firewalls (blog). Accesible online: www.anti-agingfirewalls.com/2012/12/11/ multifactorial-hormesis-the-theory-and-practice-of-maintaining-health-and-longevity/

Instituto Buck para la Investigación del Envejecimiento, en Novato, California.[33]

El Buck es una especie de parnaso que congrega a decenas de científicos que lucubran y exploran fórmulas para prolongar la vida o, como mínimo, la vida saludable. En su mayor parte, realizan trabajos meticulosos de ciencia básica. Los refrigeradores de la institución, por ejemplo, guardan alrededor de cien sustancias que extienden la vida de los invertebrados, como gusanos y moscas. Y esperan conseguir de cinco a diez moléculas que también amplifiquen la existencia vigorosa en ratones. "Uno de los mayores desafíos es traducir esos hallazgos a los humanos", apunta Zeng.

Antes de entrar al Buck, durante su posdoctorado en el Instituto Nacional de Envejecimiento de Estados Unidos, Zeng se familiarizó con los mecanismos de daño y reparación del ADN, y también con las células madre. Ahora, está embarcada en una de las líneas que más expectativas desbordadas (y negocios espurios) propicia: la llamada medicina regenerativa, o la posibilidad de usar células madres como fuente de células de reemplazo para los tejidos dañados del cerebro y otros órganos.

Su foco específico es el Parkinson, una enfermedad neurodegenerativa en la que se van perdiendo cierto tipo de neuronas que fabrican un neurotransmisor (dopamina) que ayuda a entregar órdenes precisas del cerebro a los músculos. Para suplir esas células nerviosas faltantes, hasta ahora Zeng probó dos enfoques en modelos experimentales: fabricarlas a partir de células madre embrionarias; o hacerlo a partir de otra clase de células madre, las "pluripotentes inducidas" o células IPS, que se originan desde células adultas reprogramadas (por ejemplo, de la piel) y que son tan versátiles como las embrionarias, pero sin sus reparos éticos.[34]

---

33   Entrevista el 2 de octubre de 2015, en Buenos Aires.

34   Hay un tercer tipo de células madre, las adultas, que se encuentran en determinados tejidos de los organismos. Hay evidencias de que el paso del tiempo se asocia a una pérdida de la capacidad regenerativa de los tejidos, lo cual, a su vez, se vincula con un déficit progresivo en la frecuencia y función de esas células madres. Pero todavía se ignora por qué y cómo ocurre.

Además, Zeng ensaya otros destinos para las células madres reconvertidas: usarlas como un modelo para probar distintas drogas que puedan evitar la muerte progresiva de esas neuronas afectadas en la enfermedad. "Si se encuentra un medicamento efectivo, será mejor que una cirugía en el cerebro", justifica. Otra perspectiva que avizora es realizar alguna terapia génica antes del injerto de modo tal de, por ejemplo, introducirles el gen de un factor de crecimiento específico que prevenga el deterioro del resto de las neuronas.

Con rigurosidad científica y paciencia oriental, Zeng lleva años trabajando en un proceso para producir y purificar las células preparadas de modo tal de minimizar los riesgos de efectos tóxicos cuando se apliquen en humanos. Los impacientes, mejor abstenerse. Los primeros ensayos clínicos con injertos de las neuronas fabricadas a partir de células madre podrían empezar, si consigue los fondos, en dos o tres años. Será un ensayo de fase I, con diez pacientes, para explorar sobre todo la seguridad del procedimiento. Completar todas las fases de estudios antes podría demandar al menos una década.

"Es necesario que las investigaciones en este campo se hagan de manera regulada y que se adopten todas las precauciones", sostiene. "Hay tantos elementos complicados en el organismo humano que lo que funciona en una persona, puede no hacerlo en otra".

El enfoque de Zeng es representativo de un modo serio de investigar el impacto de las células madre en el envejecimiento: somete cada posible intervención al escrutinio de los estudios en animales y luego en pacientes, pero respetando todos los pasos escrupulosos de la evaluación clínica. Se concentra en una condición específica, por ejemplo, una patología asociada a la edad, y procura documentar la eficacia y seguridad del procedimiento antes de buscar su aprobación por las autoridades regulatorias. Desconfía de las soluciones mágicas. Y no cobra a los participantes de los estudios para someterse a tratamientos que son experimentales.

No es que los científicos no tengan permiso para entusiasmarse. Para el centro de la Universidad de Harvard que lidera las investigaciones en este campo, las células madres no son la "fuente de la juventud" pero pueden ayudarnos a encontrar las causas de enfermedades y revelar, en el futuro, nuevas estrategias de reparación que permitan vidas más saludables y productivas.[35] Shinya Yamanaka, el científico japonés que desarrolló las células IPS y ganó por eso el Nobel de Medicina 2012, considera que la tecnología para producir células madre reprogramables permitirá encontrar nuevas curas para distintas enfermedades que aparecen con la vejez, por ejemplo, mediante trasplantes de células cardíacas, neurales, hepáticas y del páncreas. "Esas terapias estarán disponibles para pacientes de todo el mundo en los próximos 50 años", pronostica.[36]

Lo malo es cuando algunos médicos y centros inescrupulosos pretenden saltear todas las etapas de la investigación y, a cambio de varios miles de dólares, prometen hoy resultados milagrosos que todavía nadie está en condiciones de garantizar. "Que las células madres embrionarias sean pluripotenciales no significa que sean pluricurativas", protesta Fernando Pitossi, un investigador en células madres del Instituto Leloir de Buenos Aires. "Son ofertas ilegales que carecen de sustento clínico y ético". Cuando le cuento de un curso que promocionan en Argentina para médicos "rejuvenecedores", suspira y le brillan los ojos con una mezcla de indignación y resignación. Una clínica en China, por ejemplo, ofrece en su página web inyecciones de células madres para borrar las arrugas, eliminar la constipación, restaurar la vitalidad, levantar las defensas, mejorar la función cerebral y potenciar la actividad sexual. Cualquier parecido con el discurso de charlatanes y las promesas vanas de antiguas fórmulas rejuvenecedoras… no es pura coincidencia.

---

35 Harvard Stem Cell Institute. Aging. Accesible online: hsci.harvard.edu/aging-0

36 Yamanaka S. "Las terapias con células madre estarán disponibles para todos". Suplemento Futuro del Diario Clarín ("Las ideas que nos cambiarán la vida en los próximos 50 años"), 28 de agosto de 2015. Pág. 14.

Epílogo: aquí, allá y en todas partes

"Según muy serias investigaciones, el hombre debería vivir 130 años. Y a eso vamos". Estamos en 1964 y el autor del pronóstico, el doctor Idelico Gelpi, dirige el Hospital de Geriatría Martín Rodríguez, de Ituzaingó: un "moderno centro de investigaciones e instituto modelo para el cuidado y la atención de los ancianos", tal como lo define una nota amarillenta de la revista "Vea y Lea" del 10 de junio de aquel año. Un plantel de más de 100 médicos y 140 enfermeras asiste a los 1.700 internados, hombres y mujeres, entre quienes ocasionalmente "se desatan las pasiones", sonríe Gelpi en la entrevista. Por las instalaciones del establecimiento pasaron desde el médico de Sarmiento y un "sabio" italiano del movimiento perpetuo, hasta escritores, abogados y artistas. Algunos pacientes reciben una variante del tratamiento de la doctora Aslan con un 80% de buenos resultados. "La misión es dar vida a los años", apunta el médico.

Fast forward. Ituzaingó sigue siendo una localidad de casas bajas en el oeste del conurbano bonaerense. Y, medio siglo después, camino unas diez cuadras desde la estación del tren hasta aquella utopía. Si Gelpi cumplió su objetivo, quizás él mismo debería seguir vivo. Pero ver su nombre eternizado en una calle reduce mis expectativas. "¿Estoy cerca del hospital de geriatría?", pregunto a un vecino que arregla su moto en la vereda. "Ah, ¿el asilo?", me responde. Mala señal. Ahora se llama, descubro, Hogar Rodríguez-Viamonte, depende del Gobierno de la Ciudad de Buenos Aires y, en lugar de eminencias, alberga a unos 800 residentes en situación de indigencia, sin cobertura social, con problemas de vivienda y/o carentes de apoyo familiar. Las paredes están descascaradas. Los atienden apenas 20 médicos y 30 enfermeras. Parte del predio ahora también se usa como sede de una unidad de gendarmería y la policía local. ¿Estamos yendo, realmente, a los 130 años?

Revisar las predicciones antiguas es un ejercicio desalentador. Pero los sueños frustrados del pasado no necesariamente inmunizan contra la renovación de las esperanzas. Desde el punto de vista cardíaco, nos dicen ahora, es perfectamente posible que alcancemos pronto la inmortalidad. David Casarett, un médico de la Universidad de Pennsylvania que acaba de publicar un libro sobre la resucitación, plantea un escenario en el que se reactive un corazón que deja de latir. Y que, si eso falla, se coloque un marcapasos. Y que, si eso fracasa, se implante un desfibrilador automático. Y que, si eso no funciona, se reemplace al órgano por un corazón artificial. Es como si detrás de cada fracaso, existiera un nuevo remedio o repuesto para subsanar el problema.

Los latidos, entonces, serán eternos. Pero el problema es el resto del cuerpo. En particular, el deterioro de las funciones del cerebro y el resto de los órganos: los pulmones, los riñones, las arterias… Y lo que esto implica en términos de la calidad de vida. "Quizás podamos ser inmortales", apunta Casarett. "La cuestión es si queremos serlo".

Cuando tenía 20 años, "conocí" al doctor Pangloss, el inolvidable tutor del Cándido de Voltaire. El filósofo acompaña a Cándido en muchas de sus desventuras y tragedias, pero ninguna de las adversidades lo disuade de su lema: "Vivimos en el mejor de los mundos posibles". Todo sucede para bien. Jamás olvidé su obstinada necedad. Su ceguera que redime angustias.

Con un optimismo análogo, los promotores de intervenciones para prolongar de manera sustancial nuestra expectativa de vida disipan la preocupación y confían que, en el futuro, será la propia sociedad quien encuentre formas de despejar los interrogantes y las sombras que hoy plantea concebir ese desafío. En todo caso, cualquier alternativa, juran, es indudablemente peor.

El problema real, desde esa perspectiva, es la enorme cantidad de personas que mueren cada día como consecuencia del envejecimiento, no los problemas hipotéticos que podrían aparecer y que seguramente serán eventualmente abordados y resueltos. La sociedad se va a adaptar, creen los gurúes de la longevidad. Y siempre va a ser mejor intentarlo. En una charla TED, Aubrey De Gray lo planteó de la siguiente forma: "¿son tan malos esos riesgos que estén por encima de condenar a 100.000 personas por día a una temprana e innecesaria muerte?"[1]

Parece un razonamiento extorsivo. Un golpe bajo. Pero el científico João Pedro de Magalhães coincide en esa mirada. "El estancamiento cultural y la sobrepoblación pueden ser dos consecuencias negativas de la extensión de la vida", me dice desde Liverpool. "Pero todavía creo que los beneficios de la investigación en este campo exceden con creces sus debilidades".[2]

La búsqueda de la juventud eterna y la batalla empeñosa contra la vejez se imbrican con lo que, en esencia, se percibe como una injusticia perturbadora. "El envejecimiento no tiene sentido lógico ni forma parte de nuestras experiencias", destaca el crítico de The New York Times, Sam Anderson.[3] Vivimos en el presente, en un ahora que se siente urgente, inmediato y singular. Pero ese "ahora" se convierte en "ahoras" que se acumulan de una manera insidiosa e inadvertida. Y esa es la edad. No la sentimos. No hicimos nada para merecerla. Y ahí está, implacable, como el tiempo que pasó, con nosotros. Un compañero de viaje cuya presencia, invisible, se va haciendo más notoria a medida que avanzamos en el derrotero.

---

1 "Aubrey de Gray dice que podemos evitar el envejecimiento". Charla TED de julio de 2005. Accesible online: www.ted.com/talks/aubrey_de_grey_says_we_can_avoid_aging?language=es#t-199891

2 Entrevista el 15 de febrero de 2015.

3 Anderson S. Searching for the Fountain of Youth. The New York Times Magazine, 24 de octubre de 2014. Accesible en www.nytimes.com/2014/10/26/magazine/my-search-for-the-fountain-of-youth.html?_r=1

Esa preocupación terrenal promete expandirse. A la larga, nuestra civilización también saldrá de los límites del planeta para eternizarse en colonias dentro y fuera del sistema solar. Sabemos que no podemos estar en la Tierra para siempre. "Como dijeron Stephen Hawking y otros grandes pensadores, no podemos tener todos los huevos en la misma canasta", pronostica el futurista Georges Dvorkin.[4] Al igual que la novela de Joseph Conrad, en la que dos protagonistas se baten a duelo una y otra vez a lo largo de décadas, nuestra puja contra el tiempo tiene la absurda tenacidad de las causas perdidas. Y, sin embargo, vale la pena librarla.

Llevaremos al cosmos, entonces, nuestros sueños de inmortalidad, nuestra decisión de cuestionar las "leyes de la naturaleza" y profundizar nuestra propia redefinición como especie. En lugar de resignarnos al legado, la herencia o la trascendencia, seguiremos buscando, aquí, allá y en todas partes, la manera de perpetuarnos también físicamente o, al menos, extender nuestra participación en el concierto de la época.

Quizás sea la transformación más radical que alguna vez hayamos concebido. El último espacio de libertad que nos faltaba conquistar. La tecnología moderna, destacaba Gelpi en 1964, "ha permitido que un anciano mueva una enorme máquina con un solo dedo". ¿Por qué no esperar otras maravillas? Shin Kubota, el biólogo japonés de la Universidad de Kyoto que investiga las claves de la medusa inmortal *Turritopsis dohrnii*, simboliza ese creciente espíritu de resistencia. "El bushido (código de los samuráis) enseña a morir bellamente. Yo también solía pensar que quería morir de una linda forma", reflexiona. "Pero después de estudiar la medusa, cambié de opinión: ahora quiero vivir para siempre".[5]

---

4   Fault Lines Digital Team. 2015. Ibíd.

5   Testimonio de Shin Kubota en el documental "The Death of Aging", emitido por Al Jazeera America en mayo de 2015. Accesible online en: www.youtube.com/watch?v=TNzONRYXgCU

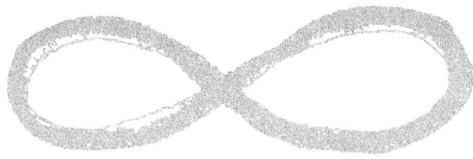

www.ingramcontent.com/pod-product-compliance
Lightning Source LLC
Chambersburg PA
CBHW030018290326
41934CB00005B/384